养好脾和肺，
孩子一生好体质

崔庆科 编著

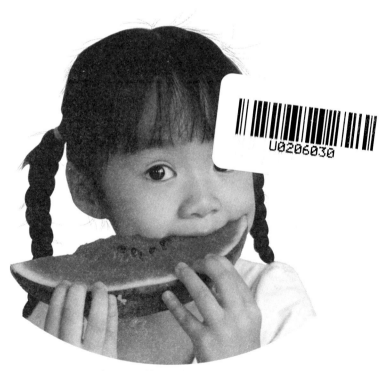

中国医药科技出版社

内容提要

　　本书是一本介绍小儿脾肺中医养护的知识读本。全书主要内容包括小儿脾和肺的生理病理知识，脾虚肺弱所致的各种病症的临床表现和发病机制，通过注意生活细节、食药同源、按摩调理小儿脾肺等方法，帮助广大家长养好孩子的脾和肺，增强孩子体质。本书适合广大家长与社区护理人员阅读参考。

图书在版编目（CIP）数据

　　养好脾和肺，孩子一生好体质／崔庆科编著 ． ─ 北京：中国医药科技出版社 ，2018.7

　　ISBN 978-7-5214-0088-5

　　Ⅰ．①养… Ⅱ．①崔… Ⅲ．①婴幼儿－健脾－养生（中医）②婴幼儿－益胃－养生（中医）Ⅳ．① R256.3

　　中国版本图书馆 CIP 数据核字 (2018) 第 062631 号

责任编辑　李亚旗
美术编辑　杜　帅
版式设计　朱小秀

出版　中国医药科技出版社

地址　北京市海淀区文慧园北路甲 22 号

邮编　100082

电话　发行：010-62227427 邮购：010-62236938

网址　www.cmstp.com

规格　710×1000mm$^1/_{16}$

印张　14

字数　178 千字

版次　2018 年 7 月第 1 版

印次　2018 年 7 月第 1 次印刷

印刷　香河县宏润印刷有限公司

经销　全国各地新华书店

书号　ISBN 978-7-5214-0088-5

定价　35.00 元

本社图书如存在印装质量问题请与本社联系调换

前言

　　孩子是祖国的花朵，是民族的希望与未来，同时也是每位家长的"掌上明珠"，每一位家长都希望自己的孩子能够拥有好体质，健康、茁壮的成长。而孩子的好体质离不开五脏六腑、身体阴阳的平衡。

　　中医学认为，小儿脏腑娇嫩，行气未充，孩子的各项身体结构、各种生理功能都还没有达到成熟和完善的程度。适应外界环境的能力比较差，抵抗外界风寒等邪气及各种致病因素的能力比较差，因此比较容易受到邪气的侵害而发病。发病之后疾病传变也比较迅速，容易出现发热、咳嗽等症状。

　　孩子的五脏强弱不均衡，常表现为"心肝常有余，肺脾常不足，肾常虚"的五脏特点。而且"脾常不足，肺尤娇"，肺、脾两脏常常处于较为虚弱的状况，孩子体质不好、经常生病，很大一部分原因是脾肺失养所致。"脾胃为后天之本"，孩子的脾胃功能尚未完善，如果调养不当、饮食不节，容易导致食积内热、消化不良、厌食、恶心、呕吐、腹泻、腹痛、便秘等消化系统疾病；肺脏又被称为"娇脏"，容易受到外界寒、热、燥等邪气的侵扰，如果调养不当，孩子容易出现发热、咳嗽、流鼻涕、感冒、哮喘等呼吸系统症状或疾病。因此，孩子的肺和脾需要家长格外精心护理，只有养好了脾和肺，孩子才能不生病、少生病、生病后快速痊愈，拥有一生好体质。

本书熟练运用中医学理论知识，结合临床经验，关注家长所关心的孩子各种脾肺问题，旨在帮助广大家长养好孩子的脾和肺，增强孩子体质，不再被疾病缠身。

编　者

2018 年 3 月

目录

第一章
明明白白脾和肺，为孩子的好体质打基础

第二章
孩子脾虚肺弱，自然病恹恹的不健康

第三章
生活细节注意好，孩子调养脾肺就会事半功倍

第四章
药食同源，通过饮食给孩子健脾养肺最相宜

第五章
揉揉捏捏，穴位疗法健脾补肺胜似补药

第六章
养好脾和肺，孩子才能远离疾病困扰

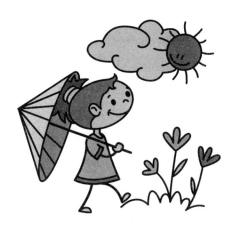

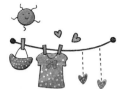

第一章
明明白白脾和肺，
为孩子的好体质打基础

熟知中西医学的"脾"和"肺"

同样是"肺""脾"，但是在中医学和西医学中有完全不同的概念。很多家长搞不清中医与西医学中"脾"和"肺"的概念，认为名字都一样，是不是也可以认为是同一种概念呢？

实际上，中医学与西医学这两种医学体系对肺、脾的作用与内在属性的界定有着本质区别，不可以混为一谈。家长们只有弄明白了中医的"脾"和"肺"的概念，认识到与西医学不同之处，依据中医理论基础而进行调养才是最正确的方法。

1. 中医学的脾与西医学的脾

中医学认为，脾在五脏中极其重要。中医学中的脾和西医学中的脾基本一致，但又在某些细微部分有所差别。

（1）中西医学的脾在位置、形态上的异同。从位置、形态来说，中医学的"脾"位于腹腔上部，膈膜之下，与胃膜相连；西医学的"脾"位于腹腔的左上方，在左季肋区胃底与膈之间，与中医学的脾大致相同。

《难经·四十二难》里说："脾重二斤三两，扁广三寸，长五寸，有散膏半斤，主裹血，温五脏，主藏意。"这里的"散膏"被多数人认为是西医学里所说的"胰腺"。因为胰腺的主要功能是分泌产生多种消化酶，通过管道排入小肠，参与消化，这与中医学所说的"脾主运化"功能相一致。因此，中医学的脾可以作为西医学的脾和胰两脏腑器官来理解。

（2）中西医学的脾在生理功能上的异同。中医所讲之"脾"，含义十分广泛，有主运化、主统血、主升清的功能。"脾主运化"可以理解为脾参与消化，与西医学中胰腺的功能类似，但不等同于胰腺的地方是，脾的运化功能还包括将水谷等消化吸收之后转化为精微物质，并将精微物质输布至全身各脏腑组织的功能。"脾主统血"是指脾具有统摄血液，使之在经脉中运行而不溢于脉外的功能。"脾主升清"是指脾气具有升发功能，能保持身体内脏不致下垂。

从西医学的角度来看，脾是重要的淋巴器官，其实质由红髓和白髓构成，它的功能具体表现为三个方面：一是贮存血液，在应激状态时，将血液排送到血循环中，以增加血容量；二是当出现外界病原微生物等情况时，产生淋巴细胞参与免疫应答反应；三是在血液循环中起到清除血液中的异物、病菌以及衰老死亡的细胞的作用。

2. 中医学的肺与西医学的肺

说完了脾，再聊聊肺的概念。同样，中医学中的肺和西医学中的肺有相同，也有不同之处。

（1）中西医学的肺在位置、形态上的异同。在位置、形态上，中医学中，《医贯》有述："喉下为肺，两叶白莹，谓之华盖，以覆诸脏。虚如蜂案，下无透窍。故吸之则满，呼之则虚。"这段文字大致说明了中医学所认为的肺的位置及形态，同时也对肺的呼吸作用进行了相关描述。

与西医解剖学上的肺相对比，两者所讲述的肺的形态及位置基本相同，但在颜色上，肺脏因有血液运行，充斥着毛细血管，应该是鲜红色；而中医学所描写的"两叶白莹"主要是因为古代医家认为肺脏五行属金，五色对应白色，所以认为肺为白色，有所误差。

（2）中西医学的肺在生理功能上的异同。在生理功能上，中医学认为肺有主气、司呼吸，主宣发肃降，通调水道，朝百脉，主治节的功能。也就是说，中医学中肺的功能既包括了整个呼吸系统，也包含了部分消化系统、泌尿系统和循环系统的功能。与之对应的西医学所讲的肺是实质的肺脏器官，具有传递和交换气体的功能，并不包括其他系统的器官功能。

脾为后天之本，气血生化之源

中医学认为"脾为后天之本，气血生化之源"，要想保持身体的健康，给孩子一个好体质，就必须维护脾胃功能的健旺，调养好脾胃。

1. 脾为后天之本

中医学特别重视五脏六腑的调护，其中心、肝、脾、肺、肾五脏中，尤为重视两脏：一个是肾，认为"肾为先天之本"；另一个就是脾，把脾胃称为"后天之本"。

所谓的"后天"，是与"先天"相对应的，先天是指从父精母血形成胚胎直到出生之前，而后天则指人出生后的整个生命过程。人从出生之后，以水谷为本，生命活动的继续和精、气、血、津液的化生和补充，都依赖于脾胃运化的水谷精微，如果一个人不吃不喝，脾胃不能运化精气，没有足够的能量来供应生命活动，那么很快就会死亡。因此，脾胃作为人体的重要器官被称为"后天之本"。

另外，中医学认为，人体的生长发育与生殖依赖于"肾精"，《内经·上古天真论》里讲："丈夫八岁，肾气实，发长齿更；二八，肾气盛，天癸至，精气溢泻，阴阳和，故能有子……女子七岁，肾气盛，齿更发长；二七而天癸至，任脉通，太冲脉盛，月事以时下，故有子。"这些都是描述"肾精"的作用。而"肾精"包括先天之精和后天之精，先天之精来源于父母，后天之精则来源于脾胃，而且先天之精必须得后天之精的充养，才能充盛。如果孩子的脾胃运化不好，肾精得不到充养，就会影响其正常生长发育，出现发育迟缓、发育不良、面黄肌瘦、个子矮小等问题。

2. 脾是气血生化之源

脾主运化，运化包含了两个方面的内容：一是运化水谷；二是运化水液。《素问·经脉别论篇》里有这样一段描述："饮入于胃，游溢精气，上输于脾。脾气散精，上归于肺，通调水道，下输膀胱。水精四布，五经并行，合于四时五脏阴阳，揆度以为常也。" 这段经典里说的就是食物从进入胃中到消化吸收的过程，也就是脾胃的运化功能的具体描述，总结说来是指：上到肺，下至膀胱，饮食物所产生的精气及水液的疏布都依赖于脾。

其实，运化的水谷精微也是气血生化的物质基础。脾胃运化的水谷精微，疏布至心肺，通过心肺的作用转化为气血，再通过经脉输送至全身，以营养全身组织器官，所以称脾为"气血生化之源"。

如果孩子的脾运化水谷精微的功能正常，脾气健运，饮食如常，才能为化生气血提供充足的养料，使气血化生有源，五脏六腑、经络、四肢百骸乃至筋肉皮毛等都能得到充分的濡养，从而增强孩子的体质，减少疾病的发生。如果孩子的脾运化水谷精微的功能减退，脾失健运，则饮食物中的营养物质就不能很好地消化、吸收和输布，使气血化生无源，孩子就容易出现食积、食欲不振、腹胀、便秘、便溏、消化不良等症状，又因气血不足以濡养其他脏腑，可能会出现心悸、头晕、乏力等临床表现。

肺为华盖，吐故纳新

历代中医学家非常重视肺脏，称"肺为华盖"，其主要作用是"吐故纳新"。肺脏在保护孩子避免受到外邪侵害，维护健康体质上具有非常重要的意义。

1.肺为华盖

《素问·病能论》说："肺为藏之盖也。"中医学认为，肺的位置在胸腔之内，覆盖五脏六腑之上，位置最高，又能吐故纳新，宣发卫气于体表，具有保护诸脏免受外邪侵袭的作用，所以称肺为"华盖"。

中医学非常重视孩子"华盖"的地位，因为肺与外界相通，外合皮毛，外邪侵犯时，肺部最先受到侵袭。而孩子的肺脏娇嫩，尚未发育完全，不能完全抵御外邪侵犯，因此在小儿疾病中，孩子最容易因四季寒热交替而患感冒、咳嗽等以肺脏为主的呼吸系统疾病。而且，孩子的疾病传变迅速，如果不能及早治疗，则病邪入里，侵犯其他脏腑，治疗起来就会变得更加困难。

同时，家长需要注意到，"肺为娇脏"，肺叶较为娇嫩，不耐寒热，而孩子的肺脏尤为娇嫩。外界风、寒、暑、火、燥、湿等邪气侵袭人体，肺脏首当其冲，因此护理好孩子的肺脏，对孩子的身体健康、生长发育具有重要的意义。

2.肺吐故纳新

肺的吐故纳新作用与其主气、司呼吸、主宣肃等生理功能有很大关系。家长要注意养好孩子的肺，否则孩子肺失调养，生理功能异常，就会出现各种病症或疾病。

（1）肺主气、司呼吸。"肺主气、司呼吸"，不单指肺的呼吸作用，也主"一身之气"，这里的"一身之气"既包括自然界的清气与脾运化的精气结合而生成的"宗气"，又包含其对气机的调节作用。如果孩子肺主气的功能正常，则气道通畅，呼吸均匀和调，清气吸入充足，宗气生成有源，气机容易调畅，孩子不易生病。如果孩子肺气不足，不仅会引起呼吸功能减弱，而且会影响宗气的生成和运行，容易出现咳喘无力、气少不足、声音低怯、体倦乏力等症状。

（2）肺主宣肃。"肺主宣发肃降"的功能可以理解为三个方面：第一，一呼一吸，呼出体内浊气，同时吸入自然界之清气；第二，将脾所转输来的津液和部分水谷精微上输至头面部，外达于全身皮毛腠理，向下、向内布散于其他脏腑以濡润；第三，宣发卫气于皮毛腠理，以抵御外邪，将代谢后的津液化为汗液，并控制和调节其排泄，同时也将脏腑代谢后产生的浊液下输于肾及膀胱，进而形成尿液。如果孩子肺气虚损，气机调节的功能减弱，则可能会出现胸闷、腹胀等气机壅滞的症状。同时，宣发卫气的功能也会减弱，容易出现畏风、反复感冒等症状或疾病。

（3）肺主通调水道。"肺主通调水道"，可以概括为肺与脾、肾共同参与人体的津液代谢。如果孩子的肺气宣降失常、水道不调，则会使水液疏布和排泄障碍，出现痰饮、水肿等症状。而且孩子的体质较成人弱，如果出现气道不利的情况，很难自行排出痰浊等异物，而异物阻塞气道，会使肺的呼吸功能受到影响，导致呼吸不畅、憋闷、喘息等情况。

脾肺为"母子关系"，相互影响

中医学重视"五行学说"，认为五行的木、火、土、金、水分别与五脏的肝、心、脾、肺、肾相对应，五行之间存在相生关系：木生火，火生土，土生金，金生水。在五行相生关系中，任何一行都具有"生我"和"我生"两方面的关系。《难经》将此关系比喻为母子关系："'生我'者为母，'我生'者为子。"

五行相生，实际上是指五行中的某一行对其子行的滋生、促进和助长。因为脾属土、肺属金，土生金，所以脾和肺为"母子关系"：脾为肺之母，肺为脾之子。

1. 脾和肺的疾病传变

五脏的功能活动不是孤立的，脏腑之间都有联系。五行学说，不仅可用以说明在生理情况下脏腑间的相互联系，也可以说明在病理情况下脏腑间的相互影响。以五行学说来解释五脏疾病的变化，称为"传变"。

"传变"可分为相生关系和相克关系两类。相生关系的传变包括"母病及子"和"子病及母"两个方面："母病及子"，意思是说母脏的疾病会累及子脏，所以脾有所损伤自然会累及到肺，常见脾气不足，运化失常，精气不能上达至肺，进而导致肺气的虚损；"子病及母"，意思是说子脏的虚证会引起母脏的虚证，子脏的实证会引起母脏的实证或虚证，常见肺病日久，耗伤肺气，进而损伤脾气。

"小儿脾常不足，肺常不足"，因而孩子肺病和脾病相互的传变多见虚证而非实证，最常见的是：母脏不足累及子脏亏虚，最终导致母子两脏皆虚的病证。即脾虚累及肺，导致肺虚，从而引起脾肺两虚。

2．补肺同时要补脾

孩子肺虚所致的疾病，在补肺的同时应补脾，保证脾的功能正常，以化生肺金之气，正所谓"虚则补其母""培土生金"。所以，孩子出现感冒、咳嗽等肺系疾病，家长带着孩子就医，会发现医生在问诊时会询问孩子的脾胃功能，比如大便、饮食等问题。

我们常说"肺脾同治"，就是考虑到肺和脾之间紧密的相关性，因此在孩子的日常护理中，家长也可以遵循这一原则，一方面注重孩子肺系的防护，另一方面注重孩子脾胃的调理，对于疾病的预防和治疗可以起到意想不到的效果。

需要注意的是，虽然孩子肺、脾常虚，但不是所有的孩子都能用补脾益肺的药物，要根据孩子的体质因素、疾病的特点辨证地看待，而不是盲目的进补，如果孩子因为感受实邪而发病，这时盲目地用补益药物反而会起到"关门留寇"的负面作用。有些家长动不动就想给孩子吃补品、炖补汤，切不可任意为之，如人参、党参之类的药物，虽然是补益药，但"过犹不及"，使用要有个限度。

熟悉孩子脾肺的喜恶，才能养到点子上

脾和肺对于孩子的意义重大，脾和肺都分别有其特定的喜恶，并且直接影响着脾肺的生理功能，要养好脾和肺，首先要熟知其喜恶。

1. 脾为太阴湿土，喜燥恶湿

中医有"五行"的概念，也就是木、火、土、金、水这五种元素。而根据阴阳的二分性，这五种元素又各自有阴、阳的分别，如阴木、阳木等。五脏属阴、六腑属阳，脾在五脏中位居中央，五行中与"土"相对应。《四圣心源》中说："湿者，太阴土气之所化也。在天为湿，在地为土，在人为脾。"所以，脾有"太阴湿土"之称。

脾喜燥恶湿，"湿"是指水湿之邪，湿邪过盛则阻碍气机，湿邪容易困脾，影响脾的运化功能，使水谷精微代谢失调，出现肿胀、痿痹等症状，所以脾脏不喜欢潮湿的环境。在平时的生活中，家长可以给孩子吃一些薏米、红豆、小米粥等祛湿的食物，尽量不要吃肥甘厚味的食物，比如煎炸食品、肥肉等。

2. 脾性喜静，宜升则健

脾主运化功能，运化应该是不断运动的过程，为什么脾性喜静呢？从根本上来说，静是土的特性，不同于水之流动，火之炎上，脾属土，也承载了土的特性，所谓"静极生动，则可以化生万物"。此外，"静"也是指形体安静，我们常说过犹不及，倘若一个人过度劳累，消耗气血，则要休息，恢复元气。脾脏喜静，只有在形体安静状态下，脾胃才能化生气血，减少消耗，补充元气，如果持续消耗而得不到补充就会出现问题。因此，生活中脾气不足的孩子，常表现出懒言少语、喜静少动、昏昏欲睡等症状。

脾"宜升则健"又是什么意思呢？脏腑有"气机升降出入"的变化，这个变化也维持着动态平衡。在气机升降中，脾主升、胃主降，是人体气机上下升降的枢纽。脾气上升，将水谷精气上输于肺，参与宗气的生成，而后营养周身；胃气降浊，下行大肠、膀胱，将糟粕排出体外。脾胃升降自如，清浊自分，加之肺的宣发肃降、肝的疏泄升发，升降互济，才能调节周身气机。如果脾胃升降功能正常，则周身气机正常；如果脾胃升降失调，就会出现各类脾胃疾病以及其他脏腑症状。所以孩子如果脾气虚弱，出现食欲不振、干呕或呕吐、便秘、头晕、倦怠等症状，多半是胃气上逆脾气不升所致。

3. 肺不耐寒热，喜润恶燥

孩子的五脏六腑都很娇嫩，但因为"肺为华盖"，受邪气侵犯时首当其冲，且脏腑受邪，以肺脏表现最为明显也最易察觉，因此更显脆弱。《医贯》所说："盖肺为清虚之府，一物不容，毫毛必咳。又肺为娇脏，畏热畏寒。"肺脏不耐寒热，寒热之气稍有过度，就会表现出难以耐受的反应。寒太过，肺卫不宣，腠理闭塞无汗，肺气遇阻容易喘咳；热太过，烧灼肺叶，清肃失宜，肺气不宁，则容易气逆作咳，甚至损伤肺络而出现咯血的症状。

既然肺脏如此娇嫩，那么它肯定需要特别适宜的环境才能维持正常的生理功能。肺在五行属金，金性本燥，燥太过则不利于肺的功能的发挥，因此肺需要滋润之力，更喜欢湿润的环境。秋天干燥，所以在秋天容易出现干咳无痰、口鼻干燥、皮肤干裂等症状。有一点需要注意，因为我国气候原因，北方秋冬气候干燥，加上室内暖气的缘故，孩子更易受燥邪侵犯，应当注意保湿，并常吃一些润肺的食物，如秋梨膏、蜂蜜、柚子、莲藕、银耳、白萝卜、百合等，有需要的也可以买一些麦冬来泡水代茶饮。

4．甘入脾，辛入肺

肺和脾不光有其特定的喜欢的环境，还有其特定的喜欢的味道。中医学认为，人体的精神气血由五味滋生，因此五味与五脏具有亲和性。《素问·至真要大论》记载"夫五味入胃，各归所喜攻"，并进一步指出"酸先入肝，苦先入心，甘先入脾，辛先入肺，咸先入肾。"由此我们可以看出，脾比较喜欢"甘"味，也就是甘甜的食物；肺比较喜欢"辛"味，也就是辛辣的食物。但是，如果长时间的嗜好某一种口味，则会造成相应脏器功能的亢进，久而久之损伤内脏，发生病变。在《黄帝内经》中就多次提到嗜食某一味造成的不良后果，比如"多食辛，则脉急而爪枯……多食甘，则骨痛而发落"。因此，在平时饮食中，家长要给孩子合理搭配，不要让孩子一直偏好某一种味道的食物而不加节制的食用，否则对孩子的生长发育非常不利。

风、寒、湿、热，都会侵入内里伤脾

风、寒、湿、热邪气侵袭人体，肺必先受之，但是如果邪气侵入内里，通过传变，仍然会伤害到其他脏腑，如脾脏。另外，如果饮食不节、过热或者过凉都会导致邪气直中脏腑。因为孩子的五脏娇嫩，脾极易受风、寒、湿、热邪所伤，所以家长一定要多加注意。

1. 风、寒、湿、热邪的致病特点

（1）风邪。风为阳邪，风邪致病的范围较广，而且传变比较迅速。其侵犯人体部位上至头部，下至足膝，外达皮肤，内达脏腑，全身任何部位都有可能受到风邪的侵袭。风邪致病还具有动摇不定的特征，因此风邪导致的疾病一般没有特别固定的疼痛部位。此外，风邪还会与寒、湿、暑、燥、火等邪毒相结合产生疾病，被称为"百病之长"。

（2）寒邪。寒为阴邪，寒邪导致的疾病具有寒冷、凝结、收引的特点。寒邪侵犯人体时主要损伤人体的阳气，阻碍气血运行，寒邪所致疾病常表现为疼痛。而且，寒邪寒性收引，会使皮肤腠理闭塞，可能引起肢体挛缩拘急等症状。

（3）湿邪。湿为阴邪，湿邪导致的疾病多起病隐袭，不易被察觉，容易引发多种疾病。湿邪侵犯人体时也会损伤阳气，因为脾喜燥而恶湿，湿邪最容易困脾阳。湿邪重浊，有沉重感及附着难移的特点，湿邪也可以阻碍气机的运行，且湿性黏滞，因此湿邪导致的疾病往往病程缠绵，反复发作，很难根治。此外，湿性趋下，更容易导致下肢疾病。

（4）热邪。热邪也称为"火邪"，热邪为阳邪，具有炎热升腾的特性。火热与心相通，入于营血，特别容易影响心神，使人心烦意乱。热邪侵犯人体后，伤及阴液，容易引起肝风内动，出现眩晕、震颤、抽搐等症状。热邪还可以聚集在局部，腐蚀血肉，出现疮痈肿毒、口腔溃疡等病症。

2. 风、寒、湿、热邪对脾的损伤

在临床上，各种邪气或单独致病，或相兼为病，所以有些孩子发病不单独表现为一个脏腑的疾病症状，也可能出现其他脏腑的疾病。因为涉及的病症很多，难以一一描述，这里以小儿泄泻举例说明。

小儿泄泻，主要由外感邪气、内伤饮食、先天不足、后天失养或病后失调所引起。风寒、湿热邪气伤脾导致的小儿泄泻类型各不相同，疾病症状也有所不同，家长应根据不同类型，辨证治疗。

（1）风寒伤脾所致小儿泄泻。孩子外感风寒后，风寒之邪气侵袭脾，导致脾的运化功能失常，出现泄泻，主要表现为大便清稀，夹有泡沫。而且寒邪容易内阻，导致气机不利，孩子可能会出现腹痛、肠鸣等症状，也可能伴发恶寒、发热等症状。临床常采用疏风散寒、升清止泻的治疗方法。

（2）湿热伤脾所致小儿泄泻。孩子受到湿热邪气侵袭后，湿热邪气蕴结于脾胃，下注大肠，会导致脾胃运化功能失常而引起泄泻，主要表现为大便色黄秽臭，或少许黏液，并可能伴随神疲乏力、食欲不振、小便短黄等症状。如果热邪重于湿邪，孩子还会出现发热、口渴等症状。临床上常采用清热化湿、升清止泻的治疗方法。

当然，邪气损伤到脾，不止会出现泄泻这一种疾病，还会出现口疮、咳嗽、痰饮等病症。而且，风、寒、湿、热邪伤脾是一个恶性循环的过程，比如脾被外邪所伤易虚，脾虚则更易生湿邪，湿邪困脾，又会进一步导致脾虚，如此往复循环，最终导致症状不断加深，病情迁延难愈。

孩子脾胃虚弱，多半是父母惯出来的

随着生活条件的不断提高，现在的孩子多是想吃什么就吃什么，有些家长怕孩子饿着，便由着孩子暴饮暴食，也有些家长放纵孩子吃零食、冷饮，时间一长，孩子的脾胃运化功能减弱，百病丛生。

《万氏家藏育婴秘诀》说："小儿无知，见物即爱，岂能节之？节之者，父母也。父母不知，纵其所欲，如甜腻粑饼、瓜果生冷之类，无不与之，任其无度，以致生疾。虽曰爱之，其实害之。"这段话说得很清楚，孩子不知道满足，看到什么就想要什么，本身不知道节制，如果父母也纵容、惯养，这样对孩子的健康非常不利。

孩子的脏腑娇嫩，尚未发育完全，尤其是脾胃的功能与成年人相比较为薄弱，若是无节制的饮食，肯定会出现积食、腹胀等情况。大多数孩子最喜欢吃糖果、饮料等甜食，如果家长纵容孩子过量食用，就会阻碍气机运行，影响脾胃的运化功能，使运化功能减弱，从而引发各种问题。还有些孩子喜欢吃肉，甚至无肉不欢，家长也由着孩子任意食用，除了导致积食、偏食、肥胖外，还会因营养不均衡而出现各种疾病。所以说，孩子脾胃虚弱，多半是父母惯出来的。

为保证孩子的健康成长，家长应正视问题，对孩子的饮食加以控制，做到以下几点。

1. 规范孩子的饮食习惯

家长要养成孩子规律的饮食习惯，过饥、过饱都不行。饮食习惯是需要从小就开始培养的，有些孩子吃饭的时候不好好吃，饥一顿饱一顿。还有的家庭因为父母工作繁忙，不能保证孩子的三餐，给孩子零钱让孩子自己去买吃的，那么这种情况下，孩子没有自控能力，可能为了一个玩具，或者为了零食就不吃正餐了，时间久了肯定会导致脾胃虚弱。所以，家长最好能安排出一些时间，保证孩子一日三餐准时进食，规律饮食。

2.保证饮食的合理搭配

很多孩子都有挑食、偏食的习惯，最常见的就是嗜食肥甘厚味。烧烤、油炸等食物，在保证干净卫生的情况下可以让孩子适当吃一些，但不能因为孩子爱吃肉、爱吃油炸的东西就任其每餐吃。一定要保证荤素搭配，主食和配餐合理搭配，这样才能够让孩子营养均衡，不影响脾胃的正常运化。

3.严格控制零食的摄入

现在家长很多都忙于工作，有些孩子跟着爷爷、奶奶或者姥姥、姥爷一起生活，虽然三餐是有人照顾，但是老人容易溺爱孩子，无限制地满足孩子对零食的要求。孩子缺乏自制力，零食的口味多种多样，吃起来没完，等到吃正餐的时候就吃不进去了；另外一个方面是，孩子喜欢吃的零食常存在食品安全问题，如果因为食品卫生问题导致疾病的发生就得不偿失了。所以，家长要严格控制孩子的零食摄入，一些高油、高糖不健康的垃圾食品要杜绝，其他零食也要控制好量，不可无节制的摄入。

4.保障适当的体育活动

家长要鼓励孩子多参加体育活动，保障孩子每天的运动量。因为适当的体育活动，可以调动人体的气血运行，有利于脾胃运化功能的增强。而且，孩子运动过后，能量有所消耗，食欲也会增加，从而保证足够的主食摄入，气血生化有源，身体自然就强壮了。

5. 对孩子进行适当的管教

现在"熊孩子"越来越多，家庭教育的问题越来越受到社会广泛关注。"熊孩了"多数脾气急躁，任性妄为，想要什么就一定要得到，一不顺心就大哭大闹。这样的孩子不说对社会的负面影响，对孩子本身的健康也会产生很大的负面影响，容易导致肝气的气机失调，出现肝气犯胃、肝郁脾虚等相关症状或疾病。其实，"熊孩子"的产生与家庭环境分不开，大部分是由父母、老人惯出来的，家长应加强对孩子的管教。

食品不安全，孩子的脾胃也不安全

食物在胃中受纳腐熟，由脾胃运化，如果食物出现问题，那么脾胃首先受到伤害。邪毒直接侵入脾胃，导致脾胃气机升降失调，引起的最明显症状就是呕吐、泄泻。孩子的脏腑娇嫩，症状会更加明显，如果家长没有重视，邪毒入里，不止侵犯孩子的脾胃，其他脏腑也会受到影响，孩子可能会出现水肿、咳嗽、胸闷、头晕等症状。

如果孩子只是因为食品不卫生导致泄泻，家长不必惊慌，及时就医的同时要给孩子适当喝些盐水，补充液体，避免久泻久痢引起津液的过度损耗。如果孩子出现食物中毒的表现，家长首先要做的是催吐，使孩子尽量吐出还未消化的食物，减少有毒物质的吸收，在就医的同时也尽量跟医生讲明白所吃的食物，以帮助医生判断，进而采取必要的施救措施。

食品安全问题严重威胁着孩子的脾胃、身体健康，为避免孩子受到侵害，家长应从以下几个方面着手，保障孩子的食品安全。

1. 保证食品的干净卫生

"病从口入"，首先要关注孩子从嘴里吃下去的食品是否干净，避免食用不卫生的食物。街边的无证摊位、卫生环境差的小餐馆等，这些地方的食品多涉及细菌超标、乱用食品添加剂等问题，由于食品卫生难以保证，吃了这些东西，很容易引起腹泻、呕吐等症状，损害孩子的脾胃。所以，尽量避免孩子去吃街边摊贩卖的烧烤、油炸食品，不去卫生条件没有达标的餐厅就餐。另外，也要尽量减少给孩子买零食、饮料，不任由孩子吃零食，最好以水果、坚果等代替零食。

2. 重视食品的来源

这里的食品来源主要说的是我们日常饮食所需的食材，家长不要随便购买来源不明的食品，应该到正规市场采购蔬菜、肉类等。那些来源不明的食材可能是检疫不合格的肉类、受到重金属污染的蔬菜、出自小作坊加工的食材等，这些食材都存在重大安全隐患，严禁食用。另外，部分人有爱吃野菜的习惯，而野菜性味不明，食用野菜中毒的例子不胜枚举，所以家长一定要严格辨别野菜是否有毒，不要轻易让孩子食用来源不明的野菜。

3. 远离过期食品

保质期限的问题常常容易被忽视。虽然现在生活水平提高了，不论老少都能吃到新鲜的食物，但是有些家庭仍然保持着"勤俭、节约"的作风，比如吃剩菜剩饭、发霉变质的水果蔬菜等。有些食物看上去可能没有问题，但是很可能已经产生霉变，孩子吃了这些霉变食物必然会引起各种疾病，轻则导致腹泻，重则引起中毒。所以，过期的食品要及时清理，不可因为觉得浪费而食用，不能为了"节约"而"节约"。

偏食挑食、暴饮暴食，也会伤脾

孩子自制能力差，喜欢的食物就会不知节制的食用，家长如果放任不管，就会导致孩子养成偏食挑食或者暴饮暴食的习惯。

我们常说"食贵有节"，所谓有节，不仅是指数量上的节制，不可过饥过饱，如《万氏家藏育婴秘诀》中所说："小儿宜吃七分饱，谓之节也"；也指饮食质量上的调配，要求荤素搭配，即富有营养又容易消化。所以，家长要改正孩子偏食、挑食、暴饮暴食的习惯。

孩子偏食、挑食主要是指饮食搭配不均衡，偏好某一种食物，进食的量可能不多，而暴饮暴食是指孩子吃东西在量上没有节制，进食过多。这两者给脾胃带来的损伤自然有所不同。

1. 偏食挑食损伤脾运化功能

孩子偏食、挑食分为两种：一种是偏爱肉类，这类孩子最为常见，喜欢吃大鱼大肉，甚至无肉不食，对于青菜、谷物等很少吃；另一种是偏食素菜，不爱吃肉，甚或见肉即吐。不论是偏爱肉类，还是偏爱素食，都不可取。《景岳全书·小儿则》中说："小儿饮食有任意偏好者，无不致病。"孩子偏食、挑食多会损伤脾胃，导致脾胃运化无源，严重影响生长发育，容易出现发育迟缓、遗尿、水肿等疾病。

孩子偏好肉类比较常见，和其生长环境有关，大多是因为家长的喂养方式有误，没有帮孩子培养起健康的饮食习惯。有些家长觉得孩子吃的肉多了，长得会更壮实，所以不断地满足孩子对肉类的需求，忽视了孩子对青菜、谷物的摄入，久而久之，孩子就养成了习惯，喜欢吃肥甘厚味，排斥味道清淡的青菜、谷物。

养好脾和肺，孩子一生好体质

偏好素食的孩子比较少见，但是解决起来更为困难。除去宗教问题，导致孩子不喜欢吃肉的原因主要是脾胃虚弱或者心理问题。孩子的脾胃尚未发育成熟，不够强壮，过食甜点、冷饮等造成了脾胃虚弱，运化功能降低，就会对油腻的食物产生不适感，出现偏食的问题。烹调的方法不合适，肉类的色泽不好、难以咀嚼等原因也会使孩子拒绝食用肉类，家长可以根据孩子喜好的口味对烹调方式进行改善。此外，有些孩子由于见到宰杀禽畜的情景，会对食用肉类产生厌恶感，出现偏食，这种情况就需要家长的正确引导，对孩子进行心理疏导，使孩子逐渐消除厌恶的情绪。

2. 暴饮暴食增加脾胃运化负担

有些家长会说："孩子能吃，吃的多还不好吗？"当然不好。"过犹不及"，与偏食、挑食比较起来，暴饮暴食的危害更严重。成人暴饮暴食尚且会有头晕脑涨、精神恍惚、肠胃不适、胸闷气急、腹泻或便秘等不适感，严重的会引起急性胃肠炎，甚至胃出血，更别说孩子。孩子的脾胃功能还未完善，暴饮暴食是对其脾胃运化的一种负担，各类不适感会更加强烈。

孩子暴饮暴食的情况经常出现在节假日，如春节、儿童节，因为假日有些家长会由着孩子大吃大喝，最后肚子撑得难受，消化也出现问题，因此家长在节假日尤其需要注意控制孩子的饮食，不要放任其暴饮暴食。

另外，如果平时孩子总是暴饮暴食，家长也得注意是否是其他的疾病引发的。比如糖尿病会出现"三多一少"的症状，即吃得多、喝得多、排的多、体重减少，不要以为糖尿病只出现在老年人中，孩子也有可能患。又比如甲亢也会出现饮食增多、体重减轻的症状。

3. 纠正孩子不合理的饮食习惯

孩子挑食、偏食、暴饮暴食对脾胃的损害不言而喻，家长在日常生活中应该想方设法纠正孩子不合理的饮食习惯。

我们传统的饮食习惯为一日三餐，孩子的脾胃尚未完善，可以根据年龄大小适当增加进餐次数，选择"少量多餐"的进食方式，这样不会对脾胃造成过重的负担，又能保证营养的摄入。进食应做到细嚼慢咽，以利于消化吸收，调养脾胃，所以家长在吃饭的时候千万不要训斥孩子，让他专心吃饭。另外，家长要以身作则，做到不偏食、不挑食、不暴饮暴食，才能言传身教，正确引导孩子培养良好的进食习惯，调养好孩子的脾胃。

精神压力过大，孩子的脾首受其害

随着升学压力的日渐提高，给孩子带来的精神压力越来越大，尤其是大城市的孩子，这种压力更为突出。

有的孩子从幼儿园开始就被迫不断参加各种辅导班、兴趣体验班，为的就是能够在升学大军中取得更多的优势，进入一所更好的学校。这些精神的压力不止会给孩子带来心理方面的问题，对其脏腑也会有侵害，首当其害的就是脾。

1. 精神压力对脾的影响

中医学认为，人的情志活动分属五脏，《素问·阴阳应象大论》中说道："人有五脏化五气，以生喜怒悲忧恐。"也就是说，人的脏腑精气外在表现为七种情志：喜、怒、忧、思、悲、恐、惊，其中悲与忧、惊与恐情感相似，可以相结合为五志，即怒、喜、思、忧（悲）、恐（惊），分别与心、肝、脾、肺、肾五脏相对应。所以脾在志为思，思是指思虑、思考，精神压力大则会思虑不断。

脾主运化，为气血生化之源，而气血是思虑活动的物质基础。精神压力过大的孩子，常思虑过度，气结于心，水谷不能运化，导致气血生化无源，出现神疲乏力、头目眩晕、食少纳呆、脘腹胀闷、泄泻便溏等症状，进而致使孩子体内湿气聚集化生痰邪而衍生其他疾病。脾气的盛衰也会直接影响孩子的正常思虑活动，脾虚的孩子容易健忘、注意力不集中、思维不敏捷或智力下降等。因此两者互相作用、互相影响，精神压力越来越大，脾的功能越来越差，反过来影响正常的思维活动。家长如果不能加以重视，给予孩子的精神压力过大，久而久之，会导致孩子的症状持续加重，病情缠绵复杂，迁延难愈。

2. 缓解孩子的精神压力

精神压力过大，对孩子的伤害不言而喻，作为家长，有责任帮助孩子减轻压力，缓解压力带来的负面情绪，或者提升抗压能力。

虽然现在社会升学压力比较大，但是家长也不要给孩子过分施加压力，不要抱着"不让孩子输在'起跑线'上"的心态给孩子报各种课外班、补习班。多跟孩子进行交流，充分沟通交流孩子在学习、生活中遇到的各种问题，并帮助孩子解决，正确引导孩子缓解压力带来的负面情绪。另外，家长还要充分注意对孩子脾胃的保养，如果孩子的脾的运化功能、升清功能强健，对"脾主思虑"可以起到促进作用，进而提高抗压能力。

春风秋燥冬寒夏暑湿，都会让孩子的娇肺受伤

肺为华盖，覆于诸脏之上，与天气相通，自然界的邪气也是通过肌肤腠理、口鼻等进入人体，因为肺的特殊性，因此更容易受到外邪的侵袭。

中医学中有"六气"的说法，即"风、寒、暑、热（火）、燥、湿"。六气的变化有一定规律和限度，当"六气"变化出现异常，使人体不能与之相适应而导致疾病的发生时，便称这些致病因素为"六淫"。由于四季各有所司，各个季节有不同的气候特点，其引起的疾病也就各有特点。如春天风木当令，多风病；夏季暑气当令，多暑病；长夏湿土当令，多湿病；秋季肺金当令，多燥病；冬季寒水当令，多寒病。因此，孩子在不同季节出现的肺系疾病，会表现出不同的症状，其治疗方法也就相应有所不同了。

1. 暑邪、燥邪的致病特点

之前已经说过风、寒、湿、热（火）四种邪气的致病特点，这里主要讲述剩下的暑、燥两种邪气的致病特点。

（1）暑邪。暑为阳邪，具有明显的季节性，在夏至以后，立秋之前。"暑邪为病，只有外感，没有内生"，也就是说，暑邪发病自外而内，只会通过外部侵入体内，不会由体内生成。暑邪之热，较其他季节热邪更甚，常出现阳热亢盛的现象；暑性升散，会导致腠理开泄而耗气伤津，上扰头目心神，易出现烦闷、头晕、目眩、面赤等症状；暑多夹湿，夏季炎热，但也多雨潮湿、水汽弥漫，因此暑邪和湿邪经常一起侵袭人体。

（2）燥邪。燥邪根据相兼的寒、热邪气不同，可分为温燥和凉燥。燥性干涩，易伤津液，出现各种干燥、涩滞不利的表现。燥邪最易伤肺，因肺开窍于鼻，喜润恶燥，而燥邪多从口鼻而入，因此燥邪最先侵犯肺。

2.六淫邪气的季节特点

六气虽然各个季节均有，但仍然具有明显的季节性，六淫邪气侵犯人体也会有不同的季节特点。

（1）春。虽然一年四季皆有风，但春季多风，其邪更甚，初春天气更加复杂多变，有"二八月，乱穿衣"之说。孩子的脏腑娇嫩，腠理疏薄，因此春季也较容易受到邪气的侵犯，而风邪侵犯人体多伴有其他邪气，因此春天孩子多见风寒袭肺或风热袭肺。

（2）夏。夏季炎热，暑邪为火热之气所化，故而更甚，其致病可影响肌肤腠理开阖，出现口大渴、喜冷饮、尿少短赤等症状，大量出汗的同时也会气随津脱，导致气阴两虚。"肺在体合皮毛"，因此暑邪会对肺卫造成一定影响。

（3）长夏。夏秋之交，此为长夏，此时阳热尚盛，雨水较多，氤氲熏蒸，易伴随出现湿邪。虽然湿邪侵犯下部，最易侵袭脾脏，但是湿邪弥漫，其性黏滞，也会侵犯肺脏或者肌肤腠理，出现皮肤问题。而且，湿邪阻肺会导致肺失宣降，出现咳嗽、痰多、呼吸不畅、胸闷等症状。

（4）秋。秋季多燥，多肃敛，燥邪与夏热余气相合多成温燥，深秋近冬，又可与寒相合而成凉燥。燥邪犯肺最易伤津，肺又喜润恶燥，燥邪伤肺后会导致肺阴受损，宣降失司，甚至损伤肺络，出现干咳少痰、喉痛咽干、痰中带血等症状。秋冬季节，北方多暖气，更易形成燥邪，使孩子受到侵害，应多注意保湿。

（5）冬。冬季寒冷，肺脏不耐寒热，过冷会对肺造成损伤。寒邪侵袭肌表会造成腠理闭塞，卫阳被遏，卫阳不能正常宣泄，就会出现邪正相争而出现发热的症状。而且寒邪覆盖在肌表、腠理之上，会导致身体发热却发不了汗，使疾病难以痊愈。所以孩子在冬季多见寒邪袭肺，导致咳嗽、感冒等疾病。

虽然每个季节邪气致病各有特点，自然界的六气因强弱盛衰的变化而使得有些疾病在特定的季节更容易出现，但也不是说只有在某个季节才会出现某种疾病。比如，夏季多暑湿，但是如果保养不当，感受风寒、风热之邪，仍然会出现风寒袭肺等表证；冬季多寒，但是长期处在高温且通风环境较差的室内，也会出现暑病的症状。因此，孩子生病，家长要多加注意，不能只依据季节变化而断定孩子一定是哪种邪气所致的疾病，同时因为小儿病情变化迅速，所以也要多加观察，及时就医，让专业医生来诊治疾病，不要盲目用药以免耽误病情。

大气污染，也会造成孩子的肺系受伤

近几年，空气污染愈演愈烈，患呼吸道疾病的人群也不断增加。孩子的脏腑娇嫩，更加容易受到影响，尤其是肺脏受到的伤害更加严重。

大气污染中最常见的是雾霾，雾霾对于呼吸系统的主要危害是呼吸道，影响肺部的换气功能，诱发呼吸道炎症。特别是PM2.5，会通过呼吸系统进入人体，一般吸入的PM2.5有75%左右会沉积在肺泡中，无法排出，造成呼吸道堵塞。长期处于高浓度的PM2.5环境中，会导致肺泡弹性降低，甚至诱发肺纤维化，影响呼吸功能，久而久之，会出现咳嗽、胸闷等症状，其患肺气肿、支气管炎、支气管哮喘乃至肺癌的概率就会大大增加。除此之外，雾霾中还有各种有害物质，如重金属、微生物、细菌等，这些有毒物质进入人体后，也会引发组织炎症。因此，做好相应的防护措施是必要的。

1. 注意孩子在雾霾天的疾病表现

小儿脏腑娇嫩，易受病邪侵犯，对于雾霾更是难以抵御。肺脏的宣肃功能虽然可以清除病邪，但是因为雾霾中的有害物质极易沉积，长期在雾霾较重的条件下生活，会造成肺的宣肃失调，而不能自己清除这些有害物质。肺失宣肃比较明显的症状就是咳嗽、气喘等，如果孩子在雾霾天气中出现这种症状，家长一定要重视起来，虽然风寒邪气会导致同样的症状，但是致病因素不同，也就不是说吃些感冒药、止咳药就能好的。这些药物或许能够在一定程度上缓解症状，但根本原因并未解除，也就不能够完全治愈疾病。

2．预防雾霾侵袭孩子肺系

雾霾天气对孩子肺脏的危害严重，家长要重视起来，积极预防雾霾侵犯孩子。

首先要增强孩子的抵抗力。广泛而言，雾霾也算做是邪气，所谓"正气存内，邪不可干"，只要保证孩子自身正气的充足，就可以在一定程度上起到预防疾病的效果。这里的正气可以理解为"抵抗力"，正气充足，帮助提高肺的宣肃能力，起到更有效的清除有害物质的作用。另外，要做好防护。雾霾天气的影响甚剧，孩子在这种环境中避免不了受到伤害，"肺与天气相通"，最易受损。家长在看护孩子的时候，要注意平时的防护，做到雾霾天尽量不出门，出门时一定要戴上防霾口罩。

脾强大了，孩子的抗病能力也更强

脾胃是"后天之本""气血生化之源"，脾功能的强弱，关乎整个身体功能的强弱。只有脾的运化功能强健，才能为化生气、血、津液等提供足够的养料，才能使全身脏腑组织得到充分的营养，使身体强健，抵御病邪的侵犯。所以说脾强大了，孩子的抗病能力才会增强。

1. 常见小儿脾虚所致疾病

脾胃虚弱的孩子多会出现不思饮食、消化不良、呕吐、泄泻等症状，严重者会出现疳积等疾病。

（1）呕吐。小儿呕吐的发生原因有很多，其中一个类型就是脾胃虚寒引起的。其主要症状特点是呕吐发生在进食很久之后，如朝食暮吐、暮食朝吐，呕吐物多为清稀痰水或不消化的乳食残渣，伴有面色苍白、精神疲倦、四肢欠温、食少不化、腹痛便溏等表现，且病程多较长。引起呕吐的主要原因就是孩子的先天禀赋不足，脾胃素虚，脾阳不振，运化无力，从而导致呕吐。

（2）腹痛。首先腹痛的位置要区分清楚，是在胃脘之下，肚脐四周。小儿腹痛较为常见，也常发生在婴幼儿身上，且婴幼儿不能言语，所以腹痛也多表现为啼哭。小儿腹痛的原因也很多，脾胃虚寒所致腹痛特点是疼痛绵绵、时作时止，痛处感受温暖或者按压痛后会有所缓解，伴有面色苍白、精神倦怠、手足清冷、食欲不振、大便糖稀、唇舌淡白等表现。这多半与孩子素体阳虚、中气不足或者病程中所用药物攻伐太过，损伤了脾阳，失于温养导致脏腑拘急而出现腹痛。

（3）泄泻。小儿脾虚也可导致泄泻，一般多在饭后出现，时重时轻，表现为大便糖稀，色淡不臭，常伴随面色萎黄、形体消瘦、神疲倦怠等症状。主要是由于孩子的脾气或脾阳不足，暴泻失治，迁延而成，如果再进一步发展，由脾及肾，则更难治愈。

（4）厌食。小儿脾失健运所致的厌食多表现为食欲不振、厌恶进食，或者食而乏味，伴随胸脘痞闷、嗳气犯恶、大便不调、偶见食后脘腹饱胀等症状。这类厌食多是初期表现，其他症状不显著，但是如果失于调治，往往会导致症状的加重。

（5）积滞。小儿积滞多属实证，但是如果孩子素体脾气虚弱，则会出现虚实夹杂的症状。一方面表现为不思饮食，一方面又有腹满腹胀的特点，大便常溏稀酸腥，伴有不消化的食物残渣。

（6）疳积。脾虚还有可能导致小儿疳积这类慢性疾病，随着家长对小儿脾胃疾病的重视，较少见这类严重的疾病发生。

虽然上述疾病看似不是很严重，但是如果家长掉以轻心，认为这类疾病不需要特别注意，时间久了，病程迁延难愈，不仅影响孩子的脾胃功能，对于其他疾病的抵御能力也会下降，甚至危及生命。

2. 预防孩子脾虚

经常有家长带孩子看中医的时候会跟医生说调理孩子的脾胃，但调理脾胃除了药物治疗之外，还应该注意饮食的调理和身体的保健。影响脾胃功能的几个因素，有饮食因素、外感因素、精神心理因素，这些都是家长在保证孩子健康成长的过程中需要注意的地方。

（1）饮食有节。饮食问题在前面说了很多，以保证日常三餐的规律，各种营养物质的均衡摄入为主。另外，湿邪、寒邪等易随食物的摄入而直接伤及脾胃，应当注意不要让孩子吃过油腻、辛辣或寒凉的食物，防止邪气直中脏腑。

（2）起居有常。随着生活环境的不断变化，很多大城市的生活节奏过快，生活作息不规律的现象显著，在这种环境下家长仍要尽量保证孩子的作息规律，做到按时睡觉，按时起床，保证了作息的规律之后，气血运行才会平稳而强盛。熬夜或者睡懒觉都不利于身体的健康，这样不规律的作息习惯会使脾胃本来该休息的时候得不到休息，该运作的时候又没有充分的饮食来源，运化的功能就会减弱，气血生成也会减少，时间久了正气就会虚损，对抗外邪的能力也会降低。

（3）其他预防措施。对于外感病邪有时是可以预防的，四季交替，气候也随之变化，注意寒湿暑热的变化，及时应对。另外，有些孩子是因为精神心理因素导致脾胃不足，家长应当注意平时与孩子多沟通交流，关心孩子的心理健康问题。

肺强壮了，孩子的身体才壮实

孩子最常见的疾病就是肺系疾病，也就是呼吸系统疾病。因此，如果孩子的肺足够强大，能够抵抗外界邪气的话，自然就会少得病、不得病，身体才能够更加壮实。

1. 常见小儿肺系疾病

即使防护周到，但孩子的肺脏有时候仍避免不了受到病邪的侵害。孩子最常见感冒、咳嗽、哮喘等肺系疾病。

（1）感冒。小儿感冒最为常见，以发热、鼻塞流涕、喷嚏、咳嗽为主要临床症状。小儿感冒主要与感受风邪有关，常夹杂寒、热、暑、湿、燥邪，也有感受时邪疫毒所致。感冒主要病变在肺，但也可以累及肝脾。临床常见风寒感冒、风热感冒、暑邪感冒、时邪感冒，可兼有夹痰、夹滞、夹惊等证。虽然感冒多见，但也常有因家长自行用药，药不对证导致疾病加重的情况，因此孩子感冒后，在明确病因前，家长不可随意用药，一定要谨慎对待。

（2）咳嗽。咳嗽既是一种常见的肺系病证，也是一种疾病的症状，是肺气驱邪外出的一种表现，多见于气管炎、支气管炎。小儿咳嗽的病因很多，有外感和内伤之分，外感又多见感受风邪为主。咳嗽与感冒相同，虽然症状简单，但是区分各种证型较为复杂，除寒热外，还可见痰热、痰湿、气虚、阴虚等证型，因此用药也是千差万别。

（3）肺炎喘嗽。小儿时期的常见肺系疾病还有肺炎喘嗽，严重程度可以说儿科病房一半以上的患儿都是因为肺炎喘嗽而住院的。主要症状是发热、咳嗽、痰多、气急、鼻翼扇动，甚则张口抬肩、呼吸困难、面色苍白、口唇青紫。小儿肺炎很容易入里化热，造成邪热闭肺而出现发热、咳嗽、有痰、哮喘等病症。肺炎喘嗽要及时治疗，否则病邪侵犯内里时间较长，致疾病加重，不仅影响治疗的效果，也会使孩子更加痛苦。

（4）哮喘。哮喘是一种反复发作的疾病。主要表现是发作时喘促气急，喉间痰吼哮鸣，呼气延长，严重者不能平卧，呼吸困难、张口抬肩、摇身撷肚、唇口青紫，且常在清晨或夜间发作或加剧。小儿哮喘的病因不止与肺脏相关，也与脾、肾相关，因此治疗起来较为复杂，家长要及时送医就诊。

2. 保护孩子肺脏不受病邪侵害

"肺为华盖"，由于肺脏的特殊位置和生理特性，更易受到外邪伤害，只有保护肺脏不受病邪侵害，才能减少孩子受到外邪入里侵害其他脏腑的概率。家长平时要注意以下几点。

（1）平时多注意寒热的气温变化，注意孩子衣物的增减。

（2）保持空气的流通性，让孩子能多呼吸新鲜空气。

（3）督促孩子保证充足的睡眠、充分的休息，增加户外活动，加强锻炼，增强肺的功能。

（4）避免孩子接触各种不利于肺脏的刺激。

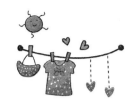

第二章
孩子脾虚肺弱，
自然病恹恹的不健康

湿疹、黄疸，孩子脾虚的典型表现

孩子出生 1~3 个月，脸上、头上突然起了很多小红疹，眉毛、眼睛下边尤其厉害，而且变得烦躁不安、哭闹不止，这一般都是湿疹在作怪。

孩子出生才刚刚 2~3 天，皮肤、白眼球和口腔黏膜眼看着就变黄了，而且还伴有轻微的食欲不振，基本可以确定是黄疸无疑。

孩子湿疹、黄疸一般出现在新生儿、婴儿时期。此时很多父母刚刚"持娃上岗"，看到孩子"遭罪"容易呈现两极分化现象："一极"是对孩子常见病不了解，忽视了孩子的早期症状，导致病情加重；"一极"是无限放大孩子病情，自己吓自己，导致乱了手脚。其实，小儿湿疹和新生儿黄疸是小儿常见现象，只有让自己镇静下来，全面挖掘背后的根本原因，才能更快、更好地帮助孩子"战胜"它。

1. 脾虚导致孩子湿疹反复

孩子湿疹用药之后已经消失，但是遇热、遇湿又反复了，很多父母为此着急上火、煞费苦心。其实，归根究底，这与孩子脾虚有分不开的关系。

中医学中，湿疹被叫作"湿疮""浸淫疮"，多是由于湿热内蕴导致的。脾主运化，体内的湿热通过脾的运化功能排出体外。孩子刚出生不久，脾胃功能本来就偏弱，如果再加上先天禀赋不足，后期"饮食"失节，就会降低脾胃对湿热的运化和排泄能力，有的孩子便会患上湿疹。长此以往，不易排出的湿热会在孩子体内慢慢淤积，遇到风邪、湿邪、热邪，内外相搏，会发展为慢性湿疹。所以如果孩子患过湿疹，父母一定要关注孩子脾胃这一方面的原因，以避免湿疹反复发作，影响孩子健康。

一般来说，湿疹的中医证候诊断标准主要有以下三种类型，一旦出现相关症状，父母一定要及时处理。

（1）脾虚湿蕴证。该证型的湿疹多是由于脾虚导致湿邪长期藏于体内而引发的。其主要症状表现为出现暗红色丘疹，皮肤瘙痒、脱屑，有少许液体渗出。伴有懒动乏力、食欲不振、腹胀便溏、小便清长或微黄等症状，舌胖苔白或腻。

（2）湿热浸淫证。脾虚失运引起湿热内蕴，容易引发湿疹。湿热浸淫证型湿疹起病较急，其主要症状表现为皮肤潮红、灼热，瘙痒难耐，丘疹部位有明显液体流出。伴有心烦、口渴、尿黄、大便干燥、小便短赤等症状，舌红苔黄腻。

（3）血虚风燥证。该证型湿疹病程较长，其主要症状表现为丘疹颜色暗淡，较少出现红色丘疹，皮肤干燥、粗糙、瘙痒或脱屑，伴有口干等症状，舌淡苔白。该证也是由于脾虚引起体内湿热积盛的内环境与体外干燥的外环境相冲突所致。

2.脾虚导致孩子黄疸不退

孩子出生后，黄疸迟迟未消退，让父母很是伤神却又无计可施。实际上，孩子黄疸不退的原因很有可能是脾虚。

中医学认为，黄疸本质上是由于过度饮食、过度劳累等损伤了脾胃中的"气"造成的。孩子的脏腑娇嫩，脾胃功能还未完善，父母由于担心孩子吃不饱，容易出现过度喂养的情况，这样就会给孩子的脾胃增加负担，导致消化不良，进而引起脾虚。脾胃的主要功能是转化和吸收饮食水谷中的精微物质，将其输布全身，营养五脏六腑、四肢百骸，孩子脾虚之后，对营养物质的吸收降低，体质渐弱，容易招致风寒暑湿，加重体内湿气淤积，进而形成黄疸。

一般来说，黄疸在中医证候分型上可以分为阳黄和阴黄。家长要加以注意。

（1）阳黄证。阳黄证型黄疸主要表现为皮肤呈橘色，颜色鲜明，常伴有发热、口渴、恶心、呕吐、腹胀等症状。其病程虽短，但其临床表现归根到底还是脾虚湿盛、不能运化水液，加之外感湿邪所致。

（2）阴黄证。阴黄证型黄疸主要表现为皮肤暗黄，颜色晦暗，伴有懒动乏力、食欲不振、畏寒怕冷等症状。其病程较长，多是由于脾虚、脾阳不足导致体内湿气转化为寒气所致，或者由阳黄证发展而来。

脾虚的孩子大都贫血、脸色差

有些孩子面色苍白、没有光泽，下眼睑、嘴唇颜色不够红润或呈现苍白，甚至皮肤、口腔黏膜、眼结膜、手掌和指甲等部位均呈苍白色，这很有可能是贫血的表现。

贫血是指一定单位容积内循环血液中红细胞计数、血红蛋白计数低于正常数值，而出现一系列临床症状的疾病。正常健康孩子血红蛋白数值为 110~160g/L，红细胞计数为 $(4\sim5)\times10^{12}$/L，孩子是否贫血通过血常规检测即可查明。具体贫血程度如下表：

表 2-1　贫血程度分级

病情程度	指标
轻度贫血	血红蛋白：90~110g/L（6 岁以下），90~120g/L（6 岁以上）；红细胞：$(3\sim4)\times10^{12}$/L
中度贫血	血红蛋白：60~90g/L；红细胞：$(2\sim3)\times10^{12}$/L
重度贫血	血红蛋白：30~60g/L；红细胞：$(1\sim2)\times10^{12}$/L
极重度贫血	血红蛋白：<30g/L；红细胞：$<1\times10^{12}$/L

不过，需要注意的是，刚出生不久的新生儿的血红蛋白和红细胞计数应偏高，血红蛋白数值为 180~190g/L，红细胞计数为 $(6\sim7)\times10^{12}$/L，明显和孩子其他时期不同。

如果孩子长时间贫血，可能会导致其发育迟缓、精神不振、头晕头痛、食欲不振、消化不良、注意力不集中、记忆力减退等表现。因此，家长平时要多注意孩子的表现，出现贫血的症状及时检查确诊，确诊之后也不要盲目进补，最重要的是找出贫血的原因，从根本上防治孩子贫血。

1. 脾虚的孩子容易贫血

中医学认为，气、血、津液是构成人体生命活动，维持人体基本功能的物质。脾胃是"气血生化之源"，脾主运化、主统血、主升清，其运化功能可以对进入人体的食物进行消化、吸收，把水谷精微即营养成分转化为血液，然后再输送到各个组织、器官。因此血的生成来源与脾胃有重要的关系，要保证血液的充足就要保障脾运化功能的正常。

在脾气强健的情况下，水谷精微等营养物质才能够被人体充分的消化、吸收，顺利转化为血液。因此，如果孩子脾气虚损，那么运化功能就会减弱，不能摄取足够的营养物质，如微量元素铁、钙、锌等，气血生化不足，就容易出现血虚、贫血的情况。

2. 脾虚贫血要早干预

孩子贫血与脾虚分不开，家长应注意养好孩子的脾胃，预防孩子出现贫血的状况。如果孩子已经表现有贫血的症状，找到明确的病因之后可以进行干预治疗。孩子最常见的贫血是缺铁性贫血，由于铁是生成血液的重要成分，因此如果是缺铁导致的贫血可以给孩子适当补充铁剂，或者多食用含有较多铁元素的食物，如菠菜等。同时，也可以根据医生的建议，给孩子补充适量的叶酸、维生素 B_{12}。

孩子反复感冒，病根在于脾

许多孩子一到换季或者气温稍有波动就会着凉、感冒，成为医院的常客，而且打针吃药也不见显著的效果，有的孩子感冒持续时间甚至超过3周。家长为此很是焦虑、头疼。

反复感冒，在医学上称为"反复呼吸道感染"，是指孩子在一年之内，发生上呼吸道或下呼吸道感染较为频繁，超过一定次数的临床综合征。反复感冒在孩子6个月至3岁之间比较常见，一般春夏秋冬四季都有可能患病，但是多发生在秋冬、冬春季节交替时，或者是温度骤降等气候变化的时候。随着年龄的增加，孩子感冒的次数会有所减少，判断孩子是否属于反复感冒具体可以参照以下标准：

表2-2 反复感冒参照标准

年龄	感冒次数
0~2岁	每年感冒次数超过12次，即可断定为反复感冒。
2~5岁	每年感冒次数超过10次，即可断定为反复感冒。
5~14岁	每年感冒次数超过9次，即可断定为反复感冒。

有些家长认为孩子感冒是小事，不用太重视，过两天就好了。事实上，反复感冒非常不利于孩子生长发育，如果不注意治疗、调理的话，容易诱发肺炎、哮喘、肾病、心肌炎等疾病，严重影响孩子的身体健康。因此，家长要留意孩子的身体状况，找出孩子反复感冒的病根，对症治疗。

1. 脾虚的孩子爱感冒

孩子为什么容易反复感冒？中医学将孩子反复感冒归纳为"体虚感

冒""虚人感冒"的范畴，认为病因在于"正虚邪伏，遇感乃发"。也就是说，如果孩子体质较为虚弱，正气不足，就不能抵抗风、寒等外邪的侵袭，也很难将侵入体内的邪毒清理出去，使邪气蛰伏体内，一旦受凉或疲劳，新入侵的外邪加上体内留藏的内邪全面爆发，导致反复感冒，病情延绵难以痊愈。而孩子体质虚弱、正气不足的根本在于脾虚。脾为后天之本，是气血生化之源，如果孩子脾虚，就会影响气血生化，使气血不足，进而导致用于抵抗外邪的正气不足。因此，孩子总反复感冒，病根在于脾。

2. 反复感冒注意护理

孩子反复感冒，家长要知道以下几点防护知识：

（1）注意环境卫生，避免污染，室内空气要保持流通，让孩子进行适当的户外活动，多晒太阳，按时接种预防针。

（2）感冒流行期间避免去公共场所。如果家中有人感冒可用食醋熏蒸室内：每立方米空间用食醋 2~5 毫升，加水 1~2 倍，置容器内，加热至全部气化。1 日 1 次，连续 3~5 日。家长感染后，最好不要和孩子有过分亲密的接触，以免传染给孩子。

（3）避免接触过敏原，如尘螨、花粉、油漆等。

（4）饮食多样而营养，不偏嗜冷饮及肥甘厚味。让孩子多吃温热的食物，少吃冷饮；多吃软的，少吃硬的；多吃熟的，少吃生的；多吃蔬菜，少吃零食。

（5）汗出时，及时用干毛巾擦干，勿吹风着凉，洗澡时尤其注意。

（6）可以进行小儿推拿、按摩，或者利用三伏贴等中医特色方法提高孩子的免疫力。

（7）根据气温变化，及时为孩子增减衣物，以免着凉。

孩子咳嗽老不好，根本上离不开肺虚和脾虚

在儿科临床中，经常会见到很多孩子咳嗽了半个月、1个月，甚至有的孩子咳嗽了更长时间。问家长有没有给孩子吃过药或者看过医生，家长则焦虑、疑惑地回答："吃过可多药了，止咳药甚至镇咳药都吃上了，怎么都不见效呢？"结果检查发现用药不对症。

孩子咳嗽最主要的原因是外感风寒之邪或者外感风热之邪，但是如果没有恰当的治疗，咳嗽时间太长就容易伤气，邪气也会从浅表的部位深入到体内脏腑，从表证转化为里证。久咳损害了肺的气机，导致肺气不足，肺和脾关系密切，时间一长，容易出现肺脾两虚的症状。

1.肺脾两虚导致孩子咳嗽老不好

孩子的脏腑娇嫩，形体器官和各项功能都还没有发育完善，正气较弱。而五脏之中，肺、脾、肾这三脏更为虚弱，肺脏最为娇嫩，不耐外邪寒热，外邪首先侵犯的就是肺部，肺与脾互为"母子关系"，相互影响。如果咳嗽的时间较长，就会耗损肺气，使得本来就比较虚弱的肺、脾更为虚弱，形成肺脾两虚。因肺脾两虚导致咳嗽的孩子主要有以下表现：

（1）咳嗽时间比较长，咳嗽的时候没有力气，痰色较白。

（2）脸色苍白，没有光华。

（3）平时不太爱活动，总说自己累，需要休息。

（4）说话声音比较低，甚至不太爱说话。

（5）平时比较爱出汗，一活动出汗会更多。

（6）比较怕冷，不爱吃饭，平时体质较差，容易感冒。

（7）舌头上有明显的齿痕。

（8）大便溏稀，不成形。

2. 孩子咳嗽要辨证论治

孩子咳嗽老不好，家长首先想到的是用止咳药来缓解症状。但是有时候效果并不好，这是为什么呢？咳嗽是比较常见的呼吸系统疾病，按照中医学的分类，咳嗽有外感咳嗽和内伤咳嗽之分，而外感咳嗽又有风寒袭肺、风热犯肺之分，内伤咳嗽则有痰热壅肺、痰湿蕴肺、肺脾气虚、阴虚肺热之分。西医学则认为咳嗽最常见的原因是呼吸道疾病，而在呼吸道疾病之中最常见的是上呼吸道感染、支气管炎、气管炎、肺炎，其中引起咳嗽的致病原因有细菌感染、病毒感染、支原体感染等诸多因素。此外还有胸膜疾病、心血管等疾病均可以引起咳嗽。因此，造成孩子咳嗽的原因比较多而复杂，家长需要辨证施治。

肺主宣发肃降，而身体产生咳嗽的症状正是肺气宣发的一个表现，也可以认为是躯体为了排出外邪而产生的自然反应，因此家长不必太过担心而刻意夸大病情。如果孩子在咳嗽的时候伴有呼吸不顺，则要引起足够的重视。如果明确了孩子的咳嗽是肺脾两虚导致的，家长可以采取某些措施为孩子治疗。

（1）口服药物。可以给孩子服用玉屏风口服液或者玉屏风颗粒。玉屏风口服液每支 10 毫升，1 岁以内的孩子每次服用 3 毫升，1 日 3 次；1~5 岁的孩子每次服用 5~10 毫升，1 日 3 次；6~14 岁的孩子每次服用 10 毫升，1 日 3 次。玉屏风颗粒每袋 15 克，用温开水冲服，用量是：1 岁内的孩子每次 2 克，1 日 3 次；1~5 岁的孩子每次 2.5~5 克，1 日 3 次；6~14 岁的孩子每次 5 克，1 日 3 次。另外，还可以口服参苓白术散（丸），具体用量参照说明书或者遵医嘱。

（2）推拿按摩。可以选用小儿推拿的方法，给孩子补脾经、补肺经各200次，运内八卦，按揉膻中穴、乳根穴、中脘穴、肺俞穴、脾俞穴、足三里穴各3~5分钟。具体操作方法在第五章中有详细描述。

由于咳嗽的原因和辨证分型比较多，而且能引起咳嗽的疾病也有很多，当孩子咳嗽时间较长、病情较重的话，还是建议家长去医院进行诊治，以免耽误孩子病情。

孩子痰多，与肺脾息息相关

很多孩子都有痰多的现象，或者嗓子里面像有痰一样"吼吼"的声音，但是吐不出来，很多家长会有疑惑：这么小的孩子，哪里来的痰呢？

中医学认为，痰饮水湿是水液代谢障碍所形成的病理产物，痰分"有形之痰"和"无形之痰"。"有形之痰"指可以看得到的、能听到痰声响动的；"无形之痰"指看不到的痰饮。但是痰饮的病理变化可以产生一系列的临床症状，运用治疗痰的方法治疗能够取得显著的效果。

1. 脾为生痰之源，肺为贮痰之器

上面提到痰饮水湿是水液代谢障碍形成的病理产物，而与水液代谢有密切关系的是肺、脾、肾三脏，如果肺、脾、肾三脏功能失常，就会导致痰饮水湿的形成。

（1）"脾为生痰之源"。脾位于人体中央位置，有运化水谷和运化水液的功能，能将水液输布到全身组织、器官，并维持着人体水液代谢的平衡，对水液代谢有极其重要的作用。如果孩子过食肥甘厚味或者外感湿邪，都会造成脾虚，脾的运化功能就会受到影响，体内的水湿就会凝聚而成为痰饮，因而有"脾为生痰之源"的说法。

（2）"肺为贮痰之器"。痰可通过口鼻吐出，从鼻出则为鼻涕，从口出则为痰，而口、鼻都和呼吸道相通。肺有宣发肃降、通调水道的功能，能将水液上输送到皮肤、毛孔生成汗液，下输送到肾和膀胱形成尿液，和水液代谢密切相关。如果外界邪气侵犯孩子的肺脏，导致肺气失去了宣发肃降的作用，津液就不能顺畅的输布，凝聚而生成外感之痰。此外，肺气不足，则水湿津液就不能宣化，水湿凝聚则会形成痰饮；肺阴液不足的话也会形成内伤燥痰。因此有"肺为贮痰之器"的说法。

2. 孩子有痰，饮食要注意

痰饮水湿在中医学中分别具有不同的概念，虽然同属于湿邪，但是性质不同却又有紧密的联系，它们都是水液代谢失常而形成的。一般认为，湿邪积聚而形成水，水如果停滞则成为饮，饮凝聚而成为痰，因此痰与湿、水、饮均脱离不了关系。如果孩子平时喜欢吃肥肉、煎炸食品等肥甘厚味的话，就容易滋生痰湿之邪气，另外，肥胖的人体内也有会痰湿，因此有"肥人多痰"的说法。

如果孩子有痰，找准生痰的原因，分辨是外感之痰还是内生痰湿。孩子的脾胃功能薄弱，一旦产生痰之后消失得比较慢，因此千万不要让孩子毫无节制的进食"肥甘厚味"的食品。

有的家长看到孩子有痰，就会立刻给孩子喝各种各样的祛痰药，这是不可取的。如果孩子痰的症状不是特别明显，可以试试调整饮食，保持饮食清淡，观察一段时间。如果孩子痰特别多，或者伴随咳嗽、发热、喘息等其他症状，则需要及时去医院就诊。

肺炎最喜欢招惹肺脾虚弱的孩子

肺炎是小儿时期常见的呼吸系统疾病，很多孩子一发热、咳嗽，肺炎就出来了，严重地威胁着孩子的身体健康。

肺炎是肺部炎症的统称，其中支气管肺炎是孩子在小儿时期最常见的肺炎，其中以2岁以内的孩子最为常见。在中医学中，肺炎统称为"肺炎喘嗽"，是以发热、咳嗽、咳痰、气喘为主要表现的肺系疾病。肺炎一年四季均可发病，其中以冬季、春季的发病率最高。如果治疗及时、恰当，肺炎一般可以很快痊愈，但是如果治疗不及时、失治误治，则容易引发严重的后果。

1. 肺脾虚弱的孩子更易得肺炎

肺炎的病变部位主要是在肺脏，中医学认为其病机的关键是肺气郁闭。孩子肺炎喘嗽发生的病因，有内因和外因之分，外因是感受到外邪，主要以感受风邪为主，最常见的是风寒、风热之邪；内因主要是孩子的肺气比较虚弱，或者是体质虚弱。脾和肺是"母子关系"，脾为母脏，肺为子脏，脾虚则肺虚，肺虚则脾更虚，肺脾二脏之间关系紧密，互相影响。

孩子"脏腑娇嫩、行气未充"，形态发育和生理功能还未成熟，五脏六腑的形和气相对不足，而且肺为娇脏，不耐寒热，外界的邪气首先侵犯肺脏，而孩子的肺气不足以抵抗外界的邪气，因此肺炎的发病率较高。此外，孩子适应外界环境、抵抗外界邪气的能力较弱，容易发病，发病之后容易入里化热、易于传变，比如有的孩子一开始可能是感冒，家长并没有特别重视，久而久之，发展成为肺炎。

2. 孩子肺炎如何预防调护

孩子肺炎重在预防，家长要注意以下几点：

（1）冬、春季节孩子更易患肺炎，家长要做好护理，根据气候变化及时给孩子增减衣物。

（2）勤通风，保持室内的空气流通。

（3）适当锻炼，增强孩子的体质。

（4）合理饮食，不可挑食、偏食，保证营养全面。

（5）如果孩子平时容易反复感冒，要及时医治，以免迁延不愈，变生其他疾病。

哮喘是小儿比较常见，也是较为多发的一种慢性呼吸系统疾病。孩子哮喘第一次发病多在婴幼儿时期或者学龄前期，一般在 3 周岁前，如果没有得到有效的控制的话，可能会发展为成人哮喘，甚至留有终生顽固疾病，极大的影响身体健康。

其实，哮和喘是有区别的，哮指的是孩子咽喉有痰鸣声，类似于风箱的"吼吼"声；喘指的是呼吸、气息比较急促。因为两者容易并发，且不易鉴别，因此合并称为"哮喘"。哮喘一年四季均可发病，往往由于气温骤降、吸入花粉、接触过敏物质、饮食不慎等引起病情发作。

1. 哮喘是孩子健康的一大杀手

哮喘对孩子的身体具有较大的危害，肺主气、司呼吸，因此哮喘发作会导致孩子气机紊乱、失调，轻则会有哭闹、呼吸困难、坐立不安，严重的可能会引起气胸、肺气肿、肺心病，甚至严重发作可能会出现呼吸衰竭、呼吸骤停，甚至危及生命。所以说哮喘对孩子的生长发育具有严重的危害，是孩子健康的一大杀手。孩子哮喘应引起家长足够的重视，如果孩子出现以下几点表现，有可能是哮喘发作，应尽快就医。

（1）孩子出现喘息、咳嗽、气促、胸闷等症状，并且在发病之前有接触过敏物质、吸入冷空气、闻到刺激性气味、呼吸道感染等情况。

（2）可能听到孩子的喉部发出类似于"吼吼"的拉风匣子的声音，嗓子里面有痰，吐不出来。

（3）孩子面色青紫，呼吸困难。

（4）孩子胸骨上窝、锁骨上窝和肋间隙在呼吸的时候有"凹陷"，也就是常说的"三凹症"。

（5）上述症状多在夜间或者是清晨时较为明显。

2. 肺脾不足的孩子易患哮喘

肺和脾，这两脏都很重要，简单地讲，肺主"气"，脾主"食"。肺脾不足其实就是肺脾两虚，多指肺脾气虚，可由于肺虚的症状累及到脾，也可能由于脾虚的症状累及到肺。肺和脾之间的关系特别密切，不仅仅表现在两者之间的生理功能上，还表现在所患疾病上。如果孩子肺脾两虚，就非常容易患上一系列疾病，而在这些疾病之中，哮喘就是比较常见的。

孩子的脏腑娇嫩，以"肺脾常不足，肾常虚"为主，也就是说肺、脾、肾三脏明显偏虚，这是正常的生理特点。但是，孩子先天禀赋不足，再加上后天家长护理不当，或者是孩子后天体弱、多病，则会导致肺、脾、肾三脏更加不足。使肺宣发肃降失调、脾主运化转运失调、肾温煦气化功能失调，最终导致水湿容易停滞聚留体内，凝结成为痰，形成痰饮哮喘。

口疮落了又起，病因多在心脾积热

在平时生活中，经常能够听到家长说："我家宝宝上火了，都起口腔溃疡了。"小儿口腔溃疡，即口疮，是孩子常见的疾病之一，一年四季均可以发病。孩子老是长口疮，口疮落了又起，属于"复发性口疮"，多半是由于心脾积热导致的。

口腔是消化道起始的位置，口腔表面有丰富的黏膜，如果发生溃疡，溃疡面黏膜破损，会有明显的疼痛感，因此口疮发作的孩子会出现不吸奶、不吃饭、流口水、烦躁等情况。一般来说，口疮在短时间内可以自己痊愈，但是如果失治、误治，或者迁延不愈，则有可能变生它病。因此，家长不可忽视孩子的口疮问题，要找准病因，对症调养。

1.口疮与心脾积热的关系

心脾积热是指由于心脾两脏有热而导致的一系列症状。心经热盛者，烦躁多啼、小便短黄；脾经热盛者，口干口臭、大便秘结。因此，如果邪热壅滞于孩子的心、脾两脏，孩子就会表现出发热、口渴、口舌生疮、大便秘结等症状。

中医学认为，手少阴心经通于舌，心开窍于舌；足太阴脾经通于口，脾开窍于口。口腔是心、脾两经的直观反映，如果口腔不洁，感染火毒或过食辛辣厚味导致心、脾两经积热，就会循经上攻于口腔，灼伤口腔黏膜，化腐成脓，从而形成口疮。正如《圣济总录·口齿门》所说："口舌生疮者，心脾经蕴热所致也，盖口属脾，舌属心，心者火，脾者土，心火积热传之脾土，二脏俱蓄热毒，不得发散，攻冲上焦，故令口舌之间生疮。"清代医家陈复正在其著作《幼幼集成·口疮证治》中写道："口疮者，满口赤烂，此因胎禀本厚，养育过温，心脾积热，熏蒸于上，以成口疮。"很好地说明了两者之间的密切关系。

2. 孩子口疮防治重在饮食

孩子心脾积热，口疮反复发作与不注意饮食有很大的关系。孩子如果平时爱吃辛辣刺激的食物，或者家长随便给孩子过服温补、太有营养的食物，长此以往，很容易导致孩子心、脾两脏的内热明显，火热上炎，引起口疮。因此，家长要注意合理安排孩子的饮食，做到饮食清淡，富含营养。平日可以让孩子多吃一些富含维生素 C、维生素 B 族的水果和蔬菜，比如苹果、香蕉以及黄瓜、西红柿、菠菜等，不可食用太多辛辣、刺激、油腻食品。如果孩子检测缺乏微量元素、维生素，可以适当补充维生素、微量元素。婴幼儿喝的奶不要太浓，应多喝水。

此外，由于孩子体质属"纯阳"，其生机蓬勃、发育迅速的生理特点决定了对营养物质的需求量较大。但是孩子饮食不能自己节制，往往容易多吃，这样一来就容易导致食积、消化不良，食积更助内热，形成食积内热，导致心脾积热，引发口疮的发作。所以，家长还要控制孩子每天的饮食量，做到定时定量，避免孩子暴饮暴食。

养好脾和肺，孩子一生好体质

手脚潮湿，不一定是穿多了出的汗

有的孩子手心、脚心摸起来并不热，却总是潮湿，像出了汗一样。有的家长以为是给孩子穿多了，于是帮孩子把袜子都脱了，室温也调低了，但是发现孩子的手脚依然潮湿，为此许多家长很是疑惑。

出汗是一种正常的生理现象，可以带走一部分的热量，汗液的排出过程还可带走一部分水液代谢废物，有调和营卫、滋润皮肤、调节体温的作用。正常的出汗一般是在气温较高、穿衣或盖被过多、活动量较大、情绪激动、食用辛辣刺激食物之后才出现的一种生理现象。如果应该有汗而不出汗，或者是不应该有汗而出汗较多，或者是身体某一局部出汗较多，都属于病理性出汗，需要警惕。

孩子新陈代谢比较旺盛，加上天生活泼好动，活动量较多，因此也更容易出汗，手心、脚心微微汗出属于正常的生理情况。但是，如果气温并不高，孩子穿的衣服也不多，身上很干爽没有出汗，而手脚却冰凉、潮湿，家长则需要当心病理性出汗了。

1. 脾虚的孩子手脚易出汗

脾主运化，脾虚则脾主运化水谷精微、水液的功能不能够正常的运转，导致体内的津液不能遵循正常的路径通达四肢皮肤腠理，而是到达手心、脚心的位置，表现为手脚潮湿。这样的孩子除了手脚易出汗之外，还伴随着脾虚的症状，出现气短、乏力、不爱活动、腹胀、形体消瘦、体质较差、总爱感冒、手脚冰凉、大便不成形、腹泻、腹痛等表现，有的孩子还可能会出现脱肛、便血的情况。

2. 食积内热导致津液外泄

食积内热是指由于食积而产生内热的症状。现在很多孩子喜欢吃肉食类、煎炸类、蛋类、奶类的食物，这些食物含有的热量比较高，而孩子的脾胃比较虚弱，不容易腐熟、消化这些食物；或者是孩子不能自己节制饮食，饮食量过多，都有可能导致食物积聚在胃肠，形成"食积"。孩子属于"纯阳"之体，阳气偏盛，食积容易化热，导致食积内热的症状，如果内热不能够排除，会在大肠之内形成燥结，导致孩子出现大便干燥、腹胀、口气、烦躁不安、睡觉不老实、不爱吃饭等症状。而内热、燥结进一步发展，就会导致体内津液外泄，形成汗液，出现手脚潮湿的现象。

3. 阴经郁热导致津液熏蒸

孩子"阳常有余，阴常不足"，又因为孩子是"纯阳"之体。中医学认为，阳气旺盛了，阴就相对的不足了，就会出现"阴虚"的问题。阴虚而生内热，阴经郁热而导致津液熏蒸于手足部，因而手脚潮湿。

4. 缺钙可引起多汗

西医学认为，维生素 D 缺乏导致的佝偻病也会引起多汗的表现。维生素 D 是孩子体内钙形成和保持稳定的重要生物调节因子之一，维生素 D 缺乏也就是平时所说的"缺钙"。缺钙的孩子除了有手脚潮湿的症状外，多伴有头部出汗、烦躁不安、容易激惹等表现。

总是流口水，可能也是脾虚惹的祸

说到流口水，大家首先想到的就是孩子或是面对美食的诱惑时的表现。但是，你是否知道，如果孩子总流口水，也有可能是一种病呢？

我们俗称的"流口水"，又被称为"流涎"，是指唾液不自觉地从口角处流出。中医学称之为"滞颐"，"滞"指的是凝积、不流通的意思，"颐"指的是面颊部、腮部，"滞颐"顾名思义可以解释为涎液滞留于面颊部，是指孩子口中不自觉、不能自控地溢出涎液的病症。

1. 分清生理性流涎与病理性流涎

流涎有生理性和病理性之分，生理性流涎是一种正常的生理反应，而病理性流涎则是指由各种疾病引起的流涎。

（1）生理性流涎。口腔内具有唾液腺，包括腮腺、颌下腺、舌下腺、黏膜下小腺体，而这些唾液腺可以起到分泌唾液的作用。为什么很多孩子都爱流口水呢？这是孩子的生理结构以及生长发育造成的。孩子生理性流涎多出现在 5 个月大时，一般在 2 岁之前停止。刚刚出生前几个月的孩子唾液分泌并不是特别多，到了 4 个月的时候孩子唾液的分泌量才开始增多，而到 5 个月之后则明显的增多，以致常常出现唾液从口角处流出的情况。为什么 5~6 个月的孩子唾液分泌量会明显增加呢？一方面是由于孩子各个系统发育趋于完善，另一方面则是由于孩子的乳牙处于萌出的时期，刺激到了牙龈感觉神经，形成了机器性刺激，因此分泌量明显增加。此外，由于孩子口腔的深度比较浅，不能容纳、节制口内的唾液，也不会借助吞咽来调节口内的唾液量。基于以上几点，孩子在婴儿时期最有可能出现生理性流涎，这种情况并不需要治疗，随着孩子牙齿萌出、口腔深度增加以及生长发育逐渐成熟，唾液就不会不受控制地流出了。一般来讲，孩子在15~18个月以后就不会再有生理性流涎的症状了。

（2）病理性流涎。病理性流涎是指排除生理性流涎之外，由于各种疾病引起的流涎，或者由于流涎而引发的口角炎等其他疾病。中医学认为，引起该疾病的病因主要有食伤因素与正虚因素，病变脏腑主要在脾胃，有实证、虚证之分，可以分为脾胃湿热证和脾胃虚寒证。在病理因素上，中医学认为无论是脾胃湿热还是脾胃虚寒证，都与湿浊之邪气有关，是湿浊上犯脾胃、水饮停滞中焦导致的。而西医学则认为，病理性流涎的原因很多，常常是由于神经性肌肉功能障碍、感觉障碍、唾液分泌过多、解剖结构的异常导致的。神经性肌肉功能障碍可由脑性瘫痪、面瘫、肌无力等疾病引起，而口腔溃疡、牙龈炎等口腔炎症也可以引起唾液分泌过多。

2. 脾虚与流涎密切相关

脾虚与流涎有密切的关系。在中医五行学说中，木、火、土、金、水这五种最基本的物质属性可以和现实中的事物或者现象相对应。在人体上，脏腑以及各种事物、现象同样可以与五行一一对应。人体五脏与五行相对应，则肝属木、心属火、脾属土、肺属金、肾属水；人体的五液与五行相对应，则泪属木、汗属心、涎属土、涕属金、唾属水。

由此可见，五脏之中的脾以及五液之中的涎同属于土，中医学认为，脾在液为涎，涎是指口中的津液，唾液较为清稀才能成为涎。涎具有保护口腔黏膜、润泽口腔的作用，在进食时分泌较多，有助于食物的消化和吞咽。《黄帝内经》中有"脾为涎"的说法，说明了涎与脾的关系。涎液在脾主运化的作用下上行于口，但不能随便流出，如果脾虚或脾胃不和，则会导致涎液分泌增多，发生流涎。

3. 孩子出现流涎之后怎么办

如果孩子出现流涎之后，各位家长需要做到以下几点。

（1）由于唾液中含有黏液蛋白，可以凝集细菌，因此当唾液流出口外要及时擦干，防止细菌滋生、病从口入。

（2）家长最好选用柔软、吸水性强的小手帕帮孩子擦口水，小手帕以及孩子的枕巾、口水弄湿的衣服都要勤清洗，防止细菌滋生。

（3）孕婴店或者各大商场、超市里面均有卖围兜的，家长可以选择一些柔嫩、吸水性强、纯棉的围兜给孩子围上，防止口水沾湿衣服。围兜的颜色最好选择浅色系，同时围兜也需要经常清洗、晾晒。

（4）涎液偏酸性，而孩子皮肤比较娇嫩，因而长时间流口水容易引起孩子皮肤炎症，如果孩子口角、下颌皮肤红肿或破损，家长需要带孩子尽早就医。

（5）添加辅食之后的孩子饮食要清淡、富有营养，不可饮食过多，肥甘厚味食物不宜多吃，以免影响脾胃功能。

（6）如果孩子流口水较为严重，或者是年龄较大的孩子出现发育迟缓、目光呆滞或伴有其他中枢神经系统的症状，要尽早就医，及时治疗。

脾胃不和，孩子就不爱吃饭了

脾胃病，就是我们常说的消化系统疾病，也是孩子们的常见疾病。在孩子身上，脾胃疾病的主要表现和原因就是"脾胃不和"。很多孩子脾胃不舒服，首先表现出来的就是不想吃饭、消化不良。

孩子不愿意吃饭的原因有很多，但究其根本还是脾胃不和。脾胃的气机调畅、脾升胃降井然有序，水谷精微才能正常化生气血而充养全身。如果孩子脾胃运化失常，则会食入不化，久而久之形成厌食症，并伴随出现恶心、易吐、腹胀、打嗝、睡觉不安、大便不调等症状。

1. 孩子脾胃不和有原因

脾胃不和产生的原因与孩子的生理、病理特点密切相关。孩子的生理特点是脏腑娇嫩，形气未充，乃"稚阴稚阳"之体，完全不同于成年人。由于孩子正处于生长发育的关键时期，五脏六腑虽然已长成但是未全，全而未壮，生长发育迅速，对营养物质的需求也远远多于成人。在这五脏六腑之中，脾胃为"后天之本"，后天营养物质的获得，全都有赖于脾胃功能才能正常的完成。所以说孩子脾胃不和与其生理特点有关。

脾胃运化水谷精微，只有饮食水谷消化吸收得好，孩子才能发育得好，身体才能健康、壮实，从而远离疾病，抵御外邪。对于孩子而言，造成脾胃不和最主要的原因是饮食不当。孩子各方面都处于生长发育时期，饮食不知饥饱，如果家长缺乏育儿知识，盲目给孩子食用许多肥、甘、厚味之品，这种长时间超出了孩子正常需求的喂养，会造成孩子脾胃受损、纳运失权以致厌食。还有的家长过分溺爱孩子，给孩子食用大量的零食，造成了孩子不按时吃饭、偏食的恶性循环，摄食减少，生化乏源，影响脾胃功能，脾虚则无以生化气血，血虚不能上荣，故孩子形体日见瘦削、面色少华、神疲肢倦。另外，有些家长不顾及孩子脾胃的能力，喂食寒凉、生冷的食物，这都大大超出了孩子的脾胃所能负担的能力。这些错误的饮食习惯极易引起孩子脾胃不和，出现各种脾胃病症。

2. 避免脾胃不和有方法

孩子脾胃失和，无论家长喂的东西多么营养，孩子都难以吸收，化为己用。所以家长要想方设法保护孩子脾胃。

（1）纠正不良的饮食习惯。家长要认识到小儿脾胃不和的严重性，以及自己对孩子喂养方式上存在的误区，及时纠正孩子贪吃零食和偏食挑食的习惯。孩子吃饭要定时、定量、规律，少食油炸食品，忌食生冷寒凉之物，不要滥用大热、大补之品，添加适量的粗粮，粗细搭配，促进胃肠蠕动以及食物消化。

（2）营造良好的就餐环境。良好的就餐环境可以很好地引导孩子对食物的认识，同时也能够增加孩子的食欲。孩子在家中就餐位置一定要固定，要让其渐渐意识到，这里是吃饭的地方。家长切记不要因为孩子的暂时不配合而对孩子全然妥协，在孩子玩玩具、看电脑的时候追着用餐，这是极其不合理的，会让孩子没有规律进餐的意识，如此往复，就很难培养良好的进餐习惯。

（3）保证适度的运动。脾胃功能的调畅在于运动。在就餐前的 1 小时，可以让孩子做适度的户外活动，如散步、做游戏等，可以促进胃肠的蠕动。适当的运动后，孩子比较容易产生饥饿感，很多时候孩子饿了，吃饭都较为容易，这样也就避免追着孩子喂饭的情况。但如果孩子玩起来就不吃饭，家长要与孩子及时沟通，让孩子理解玩耍与吃饭的关系，与孩子约定时间，彼此达成共识，形成约定，不要过分迁就孩子。

脾胃虚弱，孩子还常积食

如果孩子睡觉时身子不停翻动，胃口变小，食欲明显不振，有磨牙、肚子胀、肚子疼或者鼻梁两侧发青、舌苔白厚、口气中有酸腐味等症状时，说明可能是积食了。

积食是孩子较为常见的消化系统疾病之一。积食最开始的表现是不想吃饭，吃饭后不消化，腹部胀满，嗳腐、吞酸，大便溏稀或者便秘。食积日久化热后，还有可能出现夜卧不宁、睡喜伏卧、辗转反侧、手足心热、排气恶臭等临床症状，对孩子的危害广泛，家长要留心观察孩子的表现，判断是否有积食。

1.脾胃虚弱易导致孩子积食

《幼幼集成·伤食证治》中提到："凡小儿饮食伤脾之证，非可一概而论。有寒伤、有热伤、有暂病、有久病、有虚证、有实证，但热者、暂者、实者，人皆易知，而寒者、久者、虚者，人多不识。"这几句话提到人们重视热证、实证等原因引起的小儿伤食，却容易忽视寒证、虚证对小儿积食的影响。小儿积食主要表现为虚、实两种证候变化，实证多是由于乳食不节，损伤脾胃导致脾胃运化功能失常所致；而虚证多因脾胃虚弱无法正常消化腐熟水谷，导致乳食停滞不化而成。

脾胃为"后天之本"，是孩子生长发育的根本。孩子的生长发育，维持生命的营养物，都是通过脾胃消化、运输供给。孩子具有"稚阳未充""稚阴未长"的生理特点，即指孩子的形体和功能都是幼稚和不完善的，运化功能尚未健全，脾胃运化功能不足，那么脾胃之受纳、腐熟、转输、运化水谷精微的功能都会受到影响,最终影响孩子的消化和吸收,出现食欲不振、厌食、偏食、挑食、腹胀等症状,从而导致积食。

2.预防孩子脾胃虚弱引起的积食

脾胃虚弱除了会导致孩子厌食、积食、消化不良等症状外,还会影响孩子的生长发育,影响孩子的大脑发育,导致上课注意力不集中等症状。孩子脾胃虚弱,不能很好地吸收营养物质,最终会造成营养物质的缺乏,导致其免疫力低下,易感冒生病。因此,家长要注意合理喂养,培养孩子良好生活、饮食习惯,避免脾胃虚弱症状的发生,从而更好地预防孩子积食。

(1)注意孩子的饮食方式和饮食习惯。不良的饮食习惯是造成孩子脾胃虚弱的重要原因。孩子心智发育尚未健全,对食物不能做到很好的节制,且饮食偏好十分明显,往往会导致食物摄入过多,或饥饱无常。孩子吃过多寒凉的食物很容易损伤脾胃,造成脾胃虚寒,从而影响食物的消化吸收;孩子挑食、偏食的习惯,过度摄入零食、饮料等高能量食品很容易导致肠胃积食,增加肠胃负担,形成恶性循环;孩子进餐时间不固定、不规律,就餐时间过长会影响正常的生物钟,对脾胃造成很大的负担;家长不正确的饮食喂养也是引起孩子积食的重要原因。《幼科指掌》中说:"食积之因,食后即乳,乳后即食,以致凝滞不化,或恣食生冷、面食、肥腻、硬物停聚而成。"《儿科萃精·卷七积滞门》云:"乳贵有时,食贵有节,若父母过爱,乳食无度,虽曰爱之,其实害之。脾虚不运,气不流行,而积滞成矣。" 孩子心智尚未成熟,所以家长要注意给孩子科学合理的喂养方式,养成孩子良好的饮食习惯,避免造成孩子脾胃虚弱。

(2)护理好孩子的日常生活起居。家长对孩子日常起居护理不当,也会导致孩子积食。《备急千金要方》中提到:"小儿衣甚薄,则腹中乳食不消……"《小儿药证直诀》云:"脾胃冷,故不能消化……"人体的脾胃特点是喜温怕寒,过度使用空调,衣物添加不合时宜,会对孩子的脾胃造成不良影响；睡觉的时候不盖好被子，在寒冷潮湿的地方玩耍，会影响脾胃运化而伤阳气，从而影响脾胃对乳食的运化，造成积食。

（3）注意孩子的情绪。中医学认为，思则伤脾，所以思虑过度是伤害孩子脾胃的大敌。现如今，孩子的学习任务越来越重，家长给孩子的压力过大，看书、上课等长时间久坐，运动减少，更不利于食物的消化吸收，最终会伤脾胃引起食积。

脾阳虚的孩子容易受凉导致腹痛

腹痛是儿科门诊最常见到的病症之一，是指腹部胃脘部以下，肚脐周围发生的疼痛。导致孩子腹痛的因素有很多，主要病因可以归纳为感受寒邪、乳食积滞、脏器寒冷、气滞血瘀等因素。一般来说，如果孩子肚子疼，家长都会觉得是受凉了。

受凉是怎么回事呢？肚子受凉主要是指感受寒邪以及脏腑虚冷。感受寒邪多是由于家长护理不当，孩子衣着、被子单薄，腹部被风寒冷气侵袭，留滞于肠胃之间；或者由于孩子过食生冷瓜果之品，寒伤中脘导致的。寒气主收引，寒凝则气滞，受寒会使经络不通，气血瘀阻不行，从而导致腹痛。脏腑虚冷多是由于孩子素体阳虚，或者病后身体虚弱，脏腑虚冷，中阳不足，导致脾不运化，寒湿内停，致使气机失于条畅，血脉瘀阻，出现绵绵不休的虚寒性腹痛。

1. 脾阳虚的孩子经常腹痛

孩子虚寒性腹痛主要病因为脾阳虚，又称脾胃虚寒。脾阳虚证是指脾阳虚衰，失于温运所表现的证候，多因脾气虚发展而来。脾阳虚主要临床表现为食欲减退、腹胀、腹痛而喜温喜按、四肢不温、大便溏稀，或四肢浮肿、畏寒喜暖、小便清长，舌淡胖嫩，舌苔白润，脉沉迟。

脾阳虚衰，会导致脾运化功能失职，从而使腐熟食物的能力下降，致使食欲减退、胀满腹痛；阳虚则寒从中生，寒凝气滞，就会导致腹痛而喜温喜按；阳虚则水湿不化，流注肠中，则会导致大便溏稀；脾阳虚则不温四肢，便会导致形寒肢冷、四肢不温；中阳不振则水湿内停，膀胱气化失司，从而导致小便不利；舌淡胖苔白滑，脉沉迟无力也均是阳气亏虚、寒湿内停造成的。

2. 预防孩子脾阳虚腹痛

孩子脾阳虚腹痛的产生与饮食失调、过食生冷、误用寒凉药物、劳倦过度、久病、忧思过度等密切相关，直接原因是饮食不当或不卫生。由于孩子脏腑娇嫩，脾常不足，很容易受到不良饮食的刺激而出现腹痛的症状。因此，家长要在以下几方面加强对孩子的护理。

（1）饮食营养均衡和卫生。孩子的饮食应营养均衡，进食要有规律，定时定量，少吃生冷和油炸烧烤的食物，不吃辛辣和不易消化的食物，不吃不新鲜的食物，以防损害脾胃。让孩子多喝温开水，少喝可乐类碳酸饮料，特别是不能喝经过冷藏后的饮料，因为冷饮更容易损伤孩子的脾胃。家长要注意孩子手部的清洁卫生，勤洗手，吃东西前一定要先洗手，以防止病从口入，从而引起腹痛或导致其他疾病。

（2）忌食生冷食物。脾阳虚的孩子要忌食生冷，养成吃热食的习惯。同时可以给孩子多吃山药、芋头、南瓜、薏米等补脾养胃之品，或者服用参苓白术散、婴儿健脾散等中成药。家长要注意，切不可因孩子的大便干，而让孩子过食寒凉类的药物，否则会损伤脾阳。

（3）避免孩子腹部着凉。孩子的腹部较容易着凉，因此即使是在炎热的夏天，也要给孩子的肚子做好保暖工作，可以盖一个透气的薄毯，不要让孩子的肚子暴露在外，避免受凉诱发疾病。注意气温变化，及时给孩子增减衣服，避免腹部着凉。同时，家长还可以经常轻柔的按揉孩子的肚子或者给孩子的肚子热敷，都可以起到预防保暖的作用。

（4）注重喂养方式。还处于婴幼儿时期的孩子，家长要注意喂养方式。提倡对孩子母乳喂养，然后按时逐步增添辅食，但不宜过早、过多添加淀粉类或脂肪类食物，也不宜突然改变食物的品种，避免对孩子的脾胃造成负担。

在人工喂养的时候，给孩子饮用的牛奶要注意适当稀释，不可过于浓稠，否则损伤孩子的脾胃，并且要做到定时、定量喂养，防止过度喂养，损伤脾胃。孩子用过的餐具要认真消毒，最好每日煮沸或蒸汽消毒一次。

另外，需要注意的是，虽然腹痛是目前孩子较为常见的疾病，但是由于引起腹痛的原因较为多样，所以当孩子说腹痛的时候，家长切记密切观察孩子的状态以及症状，在就医期间千万不要随意给孩子使用止痛药，以免掩盖病情，耽误医生诊断与治疗。

饮食不节伤脾胃，是孩子腹泻的主要原因

经常会听到家长感叹："为什么给孩子吃了很多有营养的东西，孩子却经常腹泻呢？"其实，孩子腹泻与长期的饮食不当有关。现如今孩子很少因为营养不足导致疾病，更多的是由于营养过盛、营养不均衡所诱发的。饮食不节，是孩子腹泻的根源。

腹泻是孩子小儿时期的常见病、多发病。轻者，大便次数增多，每日数至十余次，呈黄色或绿色蛋花汤样，有酸臭，排便前有啼哭不安现象；重者，伴有发热，精神不振，大便稀水样，甚至伴脱水及全身中毒症状。中医学认为，小儿腹泻主要可以分为湿热泻、伤食泻、虚寒泻三种，而伤食泻的主要原因是饮食不节，过多食入不易消化之品，引发腹胀、腹痛、腹泻。因此家长要重视孩子腹泻问题，注意孩子的饮食，调养脾胃。

1. 饮食不节导致孩子脾胃损伤

饮食是维持人体生命活动必不可少的条件，饮食的得宜，对疾病的发生及转归都有极其重要的影响。饮食贵在有节，进食定量、定时谓之饮食有节。饮食不节是指过饥、过饱或者饥饱无常，营养没有被充分吸收，损害脾胃，致使气血亏虚，正气不足，从而导致腹泻等疾病的发生。

（1）过饥。明显低于本人所需要的饮食量，称为过饥。孩子饮食过饥多是因为在吃饭的时间没有按时进食。长期进食不足，使气血化生无源，气血不足以充养身体，长此以往，孩子的脏腑功能衰弱，特别是脾胃功能严重减退，就会导致腹泻等多种胃肠道疾病。另外，过饥还会导致孩子的正气不足，抗病能力减弱，进而引发其他疾病。

（2）过饱。明显超过本人所需要的饮食量，称为过饱。孩子饮食过饱多是因为自控力太差，不知饥饱，暴饮暴食。"饮食自倍，肠胃乃伤"，孩子长期饮食过量，超过了代谢的正常需要和脾胃的消化能力，就会损伤脾胃之气，使食物不能及时腐熟运化，从而导致脘腹胀痛拒按、厌食、嗳腐吞酸、泻下臭秽等食伤脾胃疾病。

（3）饮食无时。不能按照固定时间有规律地进食，称为饮食无时。饮食无时也是导致饮食不节的重要原因。如果孩子长期吃饭不定时、没规律，就会打乱其消化、吸收功能的正常规律，从而损伤脾胃，导致腹泻等各种胃肠道疾病。

2．注意孩子的饮食，预防腹泻

夏季、秋季是孩子发生腹泻疾病的高峰期，家长在这段时间尤其要注意孩子的饮食，一些食物应谨慎进食。

（1）牛奶等乳制品不可过量食用。牛奶属于易引起腹胀的食物，会引起肠内胀气，使肠蠕动增强，腹泻加剧。还有一些孩子因为不能消化牛奶中的乳糖而导致腹泻。对乳糖不耐的孩子最好的选择不是放弃牛奶，而是饮用那些不含乳糖的牛奶。易腹泻的孩子应减少牛奶等乳制品的摄入量，已经出现腹泻情况的孩子要暂停饮用含乳糖的乳制品，待腹泻愈后少量摄取，逐渐恢复正常。

（2）慎食豆类及豆制品。易腹泻的孩子应慎食豆类及豆制品，如青豆、蚕豆、黄豆、绿豆、豆芽、豆腐等。因为豆制品中含有一种胰蛋白酶抑制素，能抑制体内蛋白酶的活动，如果摄入过多，会影响孩子对蛋白质的消化，从而对胃肠有刺激作用，使肠蠕动增强，腹泻加剧。豆制品中还含有一种肠胃胀气因子，过量食用，会使孩子消化不良，产生胃肠道胀气，并加剧腹泻。所以，易腹泻的孩子食用豆类及豆制品时，最好与容易消化的大米、藜麦等全谷食物搭配食用，且不要多吃。

（3）慎食高淀粉高碳水化合物类食物。过多的碳水化合物会打乱肠道菌群平衡，易腹泻的孩子不可过量食用。萝卜、土豆、红薯、芋头、南瓜、板栗等食物含丰富的淀粉、糖类和纤维素，如果孩子同时进食此类食物，经肠道细菌充分发酵之后，会产生大量的气体，若一时排不出去，蓄积在肠道之中，便会引起胃肠道胀气，从而引发腹胀、腹泻。

（4）慎食富含粗纤维素的水果、蔬菜。富含粗纤维素的水果和蔬菜如香蕉、菠萝、西瓜、芹菜、菠菜、韭菜、榨菜、笋类等，会导致消化不良、胀气。易腹泻的孩子大量食用，会加速肠蠕动，加重腹泻。

（5）忌食糖类甜食。糖进入肠内常会引起发酵而加重胀气，因此孩子在腹泻期间不应吃糖或少吃糖。另外，与葡萄糖相比，含有大量果糖的食物也会引起胃部胀气，导致腹胀和腹泻。因此易腹泻的孩子不宜食用富含果糖的食物如苹果、芒果、西瓜、芦笋、甜豆等，以及富含甜味剂的食物如高果糖玉米糖浆、龙舌兰花蜜等。

"小胖墩"和"小豆芽"，脾都不健康

很多孩子的身材呈两极分化，"小胖墩"和"小豆芽"比比皆是。"小胖墩"指的是肥胖的孩子，"小豆芽"则指的是身材消瘦的孩子。不管是"小胖墩"还是"小豆芽"，脾都不健康。

之前提到过，脾的主要生理功能是主运化，主升清，主统血。如果孩子的脾失健运，脾的运化水谷的能力减弱，不能够将食物的能量够供给身体需要，就会出现消瘦，成为"小豆芽"。如果进食肥甘厚味过多的话，容易滋生痰湿之邪气，中医讲"脾为生痰之源"，同时痰湿邪气容易导致脾运化能力降低，导致痰湿在体内积累，久而久之，造成肥胖、头晕等问题，成为"小胖墩"。

1. 判断孩子是不是"小胖墩""小豆芽"

如何确定孩子是不是"小胖墩"或"小豆芽"，可以根据孩子的体重来判断。一般来说，孩子的体重和年龄之间有一定的正比关系，其计算标准体重的公式如下表：

表2-3　小儿体重计算标准

年龄	体重（千克）
<6个月	体重＝出生时体重＋0.7×月龄
7~12个月	体重＝7＋0.5×（月龄－6）
1岁以上孩子	体重＝8＋2×年龄

也就是说，如果孩子2岁，那他的标准体重是12千克。在标准体重左右10%之内都算是正常的体重，如果孩子的实际体重超过标准重的

第二章　孩子脾虚肺弱，自然病恹恹的不健康　69

10%就属于超重，超过20%则为肥胖，超过20%~30%为轻度肥胖，超过30%~50%为中度肥胖，超过50%以上的则为重度肥胖。如果孩子的实际体重低于标准体重10%则是消瘦。

2. 孩子成为"小胖墩"的原因

随着生活水平的提高，我国肥胖的孩子正在逐渐增多，肥胖不仅仅会影响孩子的身心健康，如果肥胖延续到成年，会增加患糖尿病、高血压等慢性疾病的风险。造成孩子成为"小胖墩"的原因不外乎以下几点。

（1）能量摄入过多。能量摄入过多是导致"小胖墩"增多的主要原因。改革开放以来，随着经济水平的不断提高，以及洋快餐的引进，我国居民的膳食结构发生了很大的改变。由之前的粗茶淡饭、五谷杂粮到饮食结构的多样性。现在有很多孩子只爱吃快餐、煎炸食品、饮料、零食、膨化类食品，并且摄入量过多，饮食结构的不均衡，导致能量转化为脂肪在体内沉积，最终成为"小胖墩"。

（2）能量消耗较少。由于科技的发展和进步，现在孩子大多沉迷于各类电子产品。尤其是生活在城市里的孩子，每天被关在高楼大厦里面，游玩的空间较少，很少有机会出去玩耍，也没有什么伙伴，每天宅在家里玩手机、看电视、玩游戏，几乎没有什么活动量，能量消耗自然就少。

（3）遗传因素。其实，肥胖和遗传有很密切的关系。据研究发现，父母双方都是肥胖者，孩子肥胖的概率高达70%~80%；如果父母一方是肥胖者，孩子肥胖的概率为40%~50%；父母双方都正常的话，孩子肥胖的概率则仅仅为10%左右。

（4）心理因素。心理问题，也有可能会导致孩子肥胖。如压抑、焦虑、缺乏毅力等心理因素，会改变或者影响孩子的饮食习惯，造成暴饮暴食，从而导致肥胖。

3. 孩子成为"小豆芽"的原因

"小豆芽"与"小胖墩"是相对应的，指的是那些比较瘦弱、体重偏低的孩子。"小豆芽"由于缺乏能量或者蛋白质摄入较少，常常伴随着多种微量元素的缺乏，容易出现生长迟缓、抵抗力低下、智力发育迟缓、学习能力下降等问题，对成年后的健康也有长远的影响。现在的生活条件好了，"小胖墩"的增多在情理之中，为什么还有"小豆芽"呢？"小豆芽"出现的原因主要有以下几方面。

（1）能量摄入不足。家长对孩子的喂养不当，没有给婴幼儿期的孩子定期添加辅食，导致孩子营养不良。或者孩子有偏食、挑食等不良的饮食习惯，导致主食摄入量不足。

（2）吸收不良。如果孩子有慢性腹泻、肠炎等疾病，可能会导致消化吸收不良，造成"小豆芽"的出现。

（3）能量需求增加。孩子正处于生长发育的黄金时期，对能量需求较多。如果能量需求增加，但是摄入量没有增加的话，就会造成能量相对不足，导致营养不良，成为"小豆芽"。

4. "小胖墩"脾胃的调理

（1）加强运动。家长需要给肥胖的孩子制定科学合理的体育锻炼计划，加强运动，让孩子每天进行慢跑、游泳等运动，并持之以恒地坚持下去，不可半途而废。

（2）改正饮食习惯。不合理的膳食结构会导致肥胖的发生，家长要帮孩子改正之前不合理的饮食结构，避免摄入快餐、煎炸食品、膨化零食等食品，饮食最好荤素搭配，多食用一些新鲜的蔬菜和水果，并减少主食进食量。家长督促孩子在吃饭的时候要细嚼慢咽，不可以狼吞虎咽或者一边吃饭一边看电视。

5. "小豆芽" 脾胃的调理

(1) 饮食结构要合理，食用适当的肉、蛋、奶等食品，还要适当多吃一些豆制品及蔬菜、瓜果等。

(2) 保证充足的睡眠，良好的睡眠有助于孩子的生长发育。

(3) 适当锻炼，积极参加户外体育锻炼有助于孩子成长发育。

(4) "小豆芽" 的体质较弱，需要家长加强护理，避免疾病的发生。

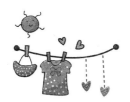

第三章

生活细节注意好，
孩子调养脾肺就会事半功倍

春季肝旺容易伤脾，要防止肝功能偏盛

五脏与自然界的四时相互对应，其中肝与春气相对应，按照中医学的"天人相应"理论，春季养肝是纲。孩子在春季容易肝脏功能偏盛，肝脏功能偏盛在中医学称为"肝火"。肝火上炎、肝火旺的孩子多有脾气暴躁、不安分好动、哭闹不止的表现。

五脏之中，肝五行属木，脾五行属土，木克土。所以肝能克脾，肝脏功能太过旺盛就会损伤脾脏，导致脾虚。因此，家长应当抓住春季升发的时机，运用适当的方法，帮助孩子养护肝脏，畅达肝气，防止肝脏功能偏盛，从而间接保护脾脏。

1. 注意饮食

春季是人体五脏之一的肝脏当令之时，"酸入肝，甘入脾，春日食补应省酸增甘"。所以，春季可以让孩子多吃些甜味食物，少吃酸味食物，防止"肝旺伤脾"。孩子的饮食以清淡为主，多进食新鲜蔬菜和水果，如荠菜、菠菜、马兰头、香椿头、蒲公英等，可以起到清热解毒、凉血明目的作用，有效减弱体内的"火"，减轻肝火热的特性。不宜进食羊肉、狗肉、麻辣火锅以及辣椒、花椒、胡椒等大辛大热之品，以防邪热化火，诱发疮痈疖肿等疾病。少食用会让孩子上火的油炸类食物。另外，孩子的零食也要控制，不宜食用冷食、冷饮。

2. 多喝水

春天比较干燥，孩子肝火旺可能是由于干燥缺水导致的，所以家长需注意在春天，尤其是早春和晚春时节多给孩子喝水，及时补充水分。充足的水分可以帮助人体有效的排出体内的毒素，促进腺体，尤其是消化腺和胰液、胆汁的分泌，有助于消化吸收和毒素的排出，减少代谢产物和毒素对肝脏的损害。需要注意的是，可以让孩子多喝白开水和鲜果汁，但不要通过喝碳酸饮料补充水分。

3. 多休息

春天万物生发，也是孩子成长的季节，多变的天气可能会导致孩子情绪变化，所以家长一定要让孩子注意多休息，保证孩子的睡眠时间，因为孩子一般是在睡眠中恢复身体功能和成长发育的。晚间的睡眠时间，是孩子身体恢复的最佳时间，要让孩子养成早睡早起的良好睡眠习惯。

4. 按时排泄

春天，家长应该培养肝火旺的孩子养成每天按时排便的好习惯。最好的排便时间是在每天早晨，以免排泄物在孩子体内停留时间过长，造成毒素积累，损伤肝脏。

5. 起居有规律

在春天到来之时，人体阳气渐趋于表，皮肤舒展，末梢血液供应增多，汗腺分泌也增多，身体各器官负荷加大，而中枢神经系统却发生一种镇静、催眠作用，肢体会感觉困倦。这时千万不可让孩子贪图睡懒觉，因为这样不利于阳气升发。在起居上应保证孩子做到起居有规律，养成良好的生活习惯。

6. 选择合适的衣物

春天孩子肝火旺可能是疾病导致的，春天天气多变，早春天气寒凉，会出现"倒春寒"的气温波动现象，所以有些家长遵循"春捂秋冻"的原则，对孩子里三层外三层的"捂"着。其实，"四时欲得小儿安，常要三分饥与寒"，孩子在春天是要注意保暖，但是也不要太过"捂"孩子，不要以为孩子特别怕冷，偶尔的温度变化，孩子自身完全能够适应。应该根据具体的天气变化情况，帮孩子选择合适的衣物，及时增减衣物。

7. 保持心情舒朗

春季木旺肝火盛，不良的情绪易导致肝气郁滞不畅，如果孩子觉得不顺心，易哭闹，家长要帮孩子及时调节情绪，保持心情的舒朗，也可以早晚按摩孩子的太冲穴，起到平肝气、舒郁结的作用。

夏季闷热潮湿，湿邪也容易伤脾

长夏季节，气候以"湿"为特点，湿热是夏季的季节特点。炎炎夏日，孩子很难忍受闷热潮湿的天气，家长一定要提防"湿邪"入侵，要注重健脾除湿。

说到"湿"，自然就要提到"脾"。《素问·至真要大论》中说："诸湿肿满，皆属于脾。"脾的特点是喜燥恶湿，如果外在湿邪侵入人体，困遏脾气，就会影响脾的运化功能。夏季闷热潮湿，湿邪容易伤脾，孩子容易出现腹胀、食欲不振、倦怠等症状，就是"湿邪困脾"导致的。所以家长千万别忽视孩子体内的湿气，炎热潮湿的夏天，积极为孩子防暑祛湿才是正经事。

1. 注意孩子体内湿邪情况

孩子处于夏季湿热的状态下，消化功能不好，精神状态不佳，将会影响到营养的吸收和智力的发展。家长要随时注意孩子的身体情况，如果出现以下症状，可能是体内湿邪过盛。

（1）睡不醒。夏季高温天气令人体新陈代谢加快，体内消耗较大，加之夏季湿邪重浊黏腻，入侵孩子体内，会感觉憋闷不适、萎靡不振。所以，如果早上孩子总是睡不醒，可能就是体内湿气太重。

（2）乏力。湿为阴邪，湿性黏滞。"黏"即黏腻，"滞"即停滞。因此，湿邪很容易阻遏气机，阻碍体内气机的运行。湿邪还有"沉重"的特点，夏季空气中湿度增高，在高温高湿状态，大气中含大量水汽，皮肤汗液难以蒸发，妨碍了人体的散热过程，即阻遏了正常气化功能。因此，夏季阴雨天多，孩子总是感到闷热、全身无力或身体沉重，是湿气过重的表现。

（3）厌食。湿热能使胃纳功能失常，消化功能下降，所以在夏天容易出现食欲不振的情况。加上很多家长给孩子冷饮、冷食降温，使孩子的胃肠功能减弱，消化吸收能力下降，从而也会影响食欲。孩子不愿进食，其实也是体内湿邪重的表现。

（4）便秘或者腹泻。湿气重的孩子胃肠道消化功能下降，胃的通降功能减弱，容易导致食滞肠胃形成便秘。而当湿热之气积蓄体内，宿便产生的毒素长时间滞留，气血阻滞，若转化失常就容易出现腹泻。湿气重的孩子大便积蓄在体内，往往比较黏稠，所以给人感觉很难擦干净，而且不容易被冲干净。此外，看孩子大便的颜色和形状也能判断孩子是否湿气过重，正常的大便是金黄色香蕉形的，但体内有湿气的孩子，大便显得细软不成形。

2. 预防孩子夏季湿邪伤脾

夏季，家长最重要的就是做好防护，预防孩子的脾胃被湿邪所伤。

（1）预防内、外湿邪。孩子体内湿气重，是"外湿"和"内湿"共同作用引起的。"外湿"指的是外部环境的潮湿，孩子长时间待在潮湿的环境中，容易被湿邪之气入侵。家长应该注意，尽量不要让孩子在下雨天、潮湿天外出玩耍，在保持室内通风的同时，利用暖气、抽湿机等让室内保持干爽。另外，衣服没干透不要让孩子穿，孩子汗湿衣服要及时更换，注意保暖，不要受凉。"内湿"大多是由不良饮食习惯引起的。有些老人为了给孩子祛火而让孩子过量饮用凉茶，还有些家长让孩子食用生冷食物，这些不良的饮食习惯都容易损伤脾胃，导致脾胃虚弱，不能运化水湿，从而导致体内湿气加重。要防"内湿"，关键也要从饮食入手，忌寒凉食品的摄入。

（2）通过运动促进湿气排出。适度的体育锻炼能够增强体质，提高身体免疫力，也能够很好地促进体内湿邪之气排出，是孩子改善湿热体质的好方法。适度的运动有助于强化消化功能，促进气血流通，进而防止体内湿邪的产生。同时，孩子夏天运动的时候常常会出汗，这样可以促进身体器官运作，帮助体内湿气排出。另外，运动还可以缓解孩子的压力，促进身体器官运作，加速浊气排出体外。要引起注意的是，夏季气温高，为避免孩子中暑，最好选择在清晨或傍晚相对凉爽的时候进行运动。在运动锻炼的过程中，孩子出汗要及时擦干，若出汗过多，可适当饮用绿豆盐水汤补充身体流失的物质。运动过后万万不可让孩子立即洗头洗澡，否则容易受凉感冒。

（3）少吃冷食、甜食。冷食、甜食、油腻食品等，都是引起孩子体内湿气加重的常见食品，预防和改善湿邪体质，要从日常饮食习惯的改变开始。就算夏季天气温度高，也不要让孩子吃冰冻食品，饮用水也应该是温热的。孩子在食用如生菜沙拉、西瓜、大白菜、苦瓜等食物时，家长可以适当加入一些姜片，姜是温性食物，有祛寒去痰的功效。喜欢吃甜食的孩子家长也得注意适当制止，因为"甜腻化湿"。

秋季防秋燥，润肺养肺注意衣食住行

秋高气爽，空气湿度相对较低，气候偏于干燥，孩子容易出现口干舌燥、口舌生疮、嘴唇脱皮、鼻腔干燥、喉咙发干、干咳无痰等症状，虽然不是什么大毛病，但是却让孩子容易哭闹，让家长心烦意乱。

肺与秋气相通应，干燥的气候极易损伤肺阴，而且"肺为娇脏"，孩子的肺脏更为娇嫩，在秋季易患呼吸道疾病。因此，秋季防秋燥，润肺养肺最关键。中医学认为，秋季由热转寒，"阳消阴长""夏长秋藏"，因此，秋季养生正如《内经》中所说："秋冬养阴"，就是指在秋冬要养收气、养藏气，以适应自然界阴气渐生而旺的规律，从而为下一年阳气生发打基础，不应耗损阴气，简而言之，秋季养肺重在养阴。家长需要从孩子的衣食住行细节中做起。

1. 衣

"若要小儿安，常要三分饥与寒"，秋天家长在给孩子穿衣时，应遵循"春捂秋冻"的养生习俗，不能给孩子穿太多，不能"捂"着，否则容易助热，影响孩子对气候转冷的适应能力，易受凉感冒，给哮喘肺炎留下宿根。

2. 食

秋天是进补的最佳季节，饮食要少辛增酸，酸味收敛肺气，辛味发散泻肺，秋季养肺宜收不宜散。让孩子少吃辛辣具有刺激性的食物，少吃油炸食品，少喝碳酸饮料。给孩子多吃些具有养阴清燥、润肺生津作用的食物，比如山药、百合、荸荠、红枣、板栗、银耳、莲藕、胡萝卜等。另外，五行理论认为，秋天要多吃白色食物。还要多喝水，可以通过以下两种水来调理肺脏。

(1)川贝梨水与苏子叶水。秋燥分为凉燥和温燥，"燥者润之"，对付温燥，家长常用的是川贝梨水。但对于凉燥，川贝煮梨属于凉润的食物，孩子服用后，会错误的将寒气留于体内，使邪气不得外露，导致"闭邪留寇"，孩子的咳嗽就会久治不愈，因此对于凉润，就要用温润的方法将寒气逼出，常见的是苏子叶泡水，但应注意不能空腹服用，避免伤孩子元气。

(2) 蜂蜜水。中医学认为，五脏与六腑相通，肺与大肠相表里，若肺气不降，则腑气不通，大肠传导功能正常则肺气宣降，秋季要防止孩子胃肠干燥伤津，如出现便秘干燥等症状，可以给孩子喝蜂蜜水。冲调蜂蜜水温不要超过50℃，否则营养容易流失。用40℃左右的温开水冲服，滋养的效果好；用常温的凉白开冲服，润肠通便的效果更显著。

3.住

立秋之季已是天高气爽之时，应开始"早卧早起，与鸡俱兴"，即早睡早起，有益于"秋收"。家长要做好预防措施，保持室内空气流通，让孩子加强锻炼，提高孩子的防御能力，经常到室外、林荫小道、树林中去散步，与大自然融为一体。

4.行

秋天的运动要适当，不宜过于剧烈。秋季天气变凉，孩子们的血管收缩，皮肤变得紧密，如果做过于剧烈的运动，汗腺分泌太多，皮肤更容易缺水，加速皮肤干燥感。

养好脾和肺，孩子一生好体质

春捂秋冻护娇肺，"老话儿"也有注意事项

"春捂秋冻"是一句我们耳熟能详的谚语，是老一辈传下来的养生育儿经验。这种说法有一定的道理。

"春捂"意思是说春天气温刚刚转暖，不要过早脱掉棉衣。因为习惯了冬季的棉衣护体，身体产热散热的调节与冬季的环境温度处于相对平衡的状态。由冬季转入初春，乍暖还寒，气温变化大，而孩子的脏腑娇嫩，行气未充，如果过早的脱掉棉衣，一旦气温下降则难以适应，容易受寒。受寒会使孩子的身体抵抗力下降，各类病菌乘虚而入，容易引发各种呼吸系统疾病及冬春季传染病。

"秋冻"意思是说秋季气温稍凉爽，不要过早增加衣服。因为适宜的"秋冻"有助于锻炼耐寒能力，在温度逐渐降低的环境中，如果能经过一定时间对"寒"的适应，可以促进身体的物质代谢，提高人体对低温的耐受力。由夏季转入秋季，气温尚不稳定，暑热尚未退尽，孩子的脏腑娇嫩，如果过早的给孩子增加衣服，气温回升时，会导致卫气不固、腠理开泄、出汗着风，从而使孩子的抗寒能力下降，进入寒冬后，容易引起感冒、支气管炎、扁桃体炎等疾病。

"春捂秋冻"这一句老祖宗留下来的"老话儿"虽然很有道理，但是家长切不可盲目遵循，对孩子"春捂"或"秋冻"过度。肺为娇脏，不受寒热，其实"春捂秋冻"有很多事项需要注意，家长应掌握好"度"，根据孩子的具体情况增减衣物。

1. 春捂的注意事项

"春捂"并不是捂得越多越好，给孩子从头到脚裹得严严实实反而会适得其反，春捂的关键是要捂对部位，重点捂好孩子的背部、腰部、腹部、双脚。

（1）捂好背部。督脉走行于背部，与心肺相通，主一身阳气，风寒之邪非常容易通过此处侵入人体。背部一旦受寒就会导致肺寒，引起感冒、咳嗽等病症。因此，春天的时候，家长可以给孩子穿件保暖背心，以防背部受寒。

（2）捂好腰部。人体阳气其根在肾，而腰为肾之府，护住腰部就是护住肾阳。腰部一旦受寒就会导致肾阳虚，出现精神困倦、四肢疲乏等症状。因此，春天家长最好给孩子穿高腰的裤子，护住腰部。

（3）捂好腹部。腹部有神阙穴、中脘穴等重要的穴位，鼓舞着身体的脾胃阳气，对胃肠的保暖十分重要。腹部一旦受寒，容易引起消化不良、腹泻、腹痛等肠胃道疾病。因此，春天家长要注意孩子的穿着，注意孩子腹部保暖，尤其是肚脐的保暖，千万不要把孩子的肚子暴露出来。

（4）护好双脚。中医理论有"寒从脚起"一说，因为脚踝、脚心都有重要穴位。早春时地面温度较低，双脚接触容易受寒，引起感冒等疾病。家长在春天可以经常给孩子搓脚、按摩脚掌心，或者晚上睡觉前用热水给孩子泡泡脚，可以固护正气，起到预防感冒，提高孩子免疫力的作用。

另外，需要注意的是，"春捂"要防止捂过头。小儿为"纯阳之体"，易助火助热，捂过头反而使孩子容易上火，也可能导致热伤风而患上感冒、扁桃体炎等呼吸系统疾病。孩子可多捂几天，具体标准可以综合考虑气温情况，通常来说，15℃是一个临界值，如果气温升幅不大，低于15℃，尽量捂着；如果气温回升至15℃，就可以慢慢减少衣物了。

养好脾和肺，孩子一生好体质

2．秋冻的注意事项

"秋冻"其实不是真正的"冻"，其目的是锻炼孩子的耐寒性，提高孩子的身体免疫力。但孩子的体质千差万别，有一些事项需要注意。

（1）因人而异。家长应根据孩子的身体情况，适宜的进行"秋冻"，随着天气渐凉的节奏，也应循序渐进地添衣加被。如果增加衣物过快，一入秋就立即厚衣重被，捂出一身汗，反而违背秋冬养阴、主收藏的自然规律，耗损春夏养出来的阳气。衣物增加的多少应该因人而异，体质较好的孩子可以少加衣，体质较弱的孩子则酌情多增加衣物，以孩子四肢末端能保持温暖为度。

（2）注意生活细节。适宜的进行"秋冻"，最简单的方法是养成用冷水洗手、洗脸，喝25℃左右的凉开水的习惯，这是一个逐渐降温的过程，孩子一般都能养成。凉秋之季，孩子可以适当多吃一些当季食物，如花生、葡萄等，少吃辛辣、油腻以及其他容易上火的食物，否则不利于阳气的收藏，损耗身体正常运转所需的津液精微物质。

（3）保证适量运动。运动有助于身体健康，但要注意适量。孩子在秋季万不可运动过量，否则会使得卫气不固，腠理开泄，出汗过多。如果此时给孩子补给不及时，就会影响其免疫力。

若要小儿安，常受三分饥与寒

很多家长，特别是老人在养育孩子的时候，生怕孩子吃不饱，在吃饭的时候使劲地喂，饭后还时不时再给孩子添点水果、零食；还怕孩子冻着，里三层外三层的裹着，恨不得出门的时候只露出两只眼睛。如此以往孩子体质反而越来越弱。

在孩子健康成长的过程中，科学合理的饮食习惯与衣着护理必不可少。我国明代著名医家万全提出了"若要小儿安，常受三分饥与寒"的说法。也就是说，如果想要孩子身体健康，就要让孩子受三饥饿、三分寒冷，不可以吃太饱，不可以穿太暖。当然，这绝对不是说不让孩子吃饱、不给孩子穿暖。所谓"三分饥和寒"，其"饥，谓节其饮食也"，其"寒，谓适其寒温也"，意思是养育孩子要节制其饮食，顺应天气冷热的变化增减衣服。

1. 别让孩子吃太饱

孩子具有独特的生理病理特征，不同于成年人，其体质也具有特异性。关于孩子的体质问题，中医学中主要有"纯阳"学说和"稚阴稚阳"学说。"纯阳"学说的"纯阳"，是指孩子就像是旭日初升一样，生机蓬勃、发育迅速，很多家长都能感受到孩子的精力旺盛、活泼好动。孩子体质的这一特性，就要求每天的营养供应必须要非常充足，才能满足其不断生长发育需要。但同时，孩子的五脏六腑发育又是不成熟的，脾胃的形态和功能均不完善，因此消化系统功能较弱，这也就是另一种体质学说——"稚阴稚阳"学说。

这两方面是相互矛盾的，一方面小儿"纯阳"之体，生长发育迅速，对物质营养成分需求较多；另一方面，小儿"稚阴稚阳"之体，脾胃及五脏六腑发育较慢，承受不了过多的食物。这就是小儿需要较多的营养物质与脾胃功能薄弱的矛盾。在这一阶段如果家长不能节制孩子的饮食，任由孩子自己想吃多少就吃多少、想吃什么就吃什么的话，就容易损失脾胃，"饮食自倍，肠胃乃伤"说的是这个道理。脾胃受损，影响孩子的身体健康，导致积滞、疳积、厌食、腹痛、泄泻、呕吐、便秘、口疮等疾病。

2.别给孩子裹太严

很多家长会在天冷的时候，给孩子穿的很多，甚至有的家长会买貂皮大衣给孩子穿，将孩子裹得严严实实，生怕孩子着凉、感冒。但即便是这样，很多孩子一到天气转变的时候还是会着凉、感冒，甚至得肺炎等疾病。这是为什么呢？

古人便有"童子不衣裘裳"的警戒，意思就是说孩子不可以穿过暖、太热的衣服。因为小儿"纯阳"之体，朝气蓬勃、活力旺盛，患病时容易入里化热，穿得过暖，再加上饮食过饱、摄入热量过多，就更容易使得阳气亢奋，消耗掉阴液，导致体内阴阳失去原有的平衡，进而引发疾病。而且，孩子本身活泼好动，如果穿衣过暖很容易出汗，一旦出汗，会使外界的邪气乘虚而入，引发外感之病。

3.过饱过热孩子易生病

如果孩子总吃肥肉、零食、甜食等肥甘厚味之品，穿过多的衣服，会有诸多危害，家长要谨慎。

（1）导致肥胖。这个自不必多说，吃的多、总吃肥甘厚味，对任何人来说，都可以引起肥胖，孩子自然不例外。

（2）积滞。"积滞"是中医名词，类似于西医学中的"消化不良"。孩子吃得过饱会妨碍脾胃的运化功能，从而导致食积，形成积滞。

（3）厌食。孩子饮食没有节制，多且杂乱，易损伤脾胃，使脾胃消化吸收功能受损，从而导致厌食。

（4）腹痛。日常生活中很多孩子有肚子疼的症状，排除疾病所引起的腹痛，大部分都是由于脾胃受损导致的。

（5）食积内热。孩子体属"纯阳"，过饱、过暖容易生热，如同火上浇油，使得孩子内热体质更加明显，久而久之，出现口干、口臭、大便干等症状。

（6）感冒。孩子脏腑娇嫩，而肺脏更加娇嫩，比较容易感受外界邪气，加之食之过多、穿衣过暖，导致内热症状明显，活动之后便有汗出，毛孔处于开放状态，外感邪气便会趁机而入，导致感冒，有些孩子会出现反复感冒甚至发展为肺炎。

（7）便秘。过饱则会导致脾胃的运化传导功能失调，气机不畅，过暖则会煎灼阴液，从而导致大肠传导失司，出现口臭、便秘等情况。

（8）呕吐。有的孩子会偶尔在饭后呕吐，这是为什么呢？如果吃得过多，超出了孩子脾胃所能承受的范围，损伤脾胃，就会引起胃气不降，导致胃气上逆而引起呕吐。

唾液是消化系统的"卫兵"，孩子吃饭务必细嚼慢咽

唾液，俗称"口水"，在中医上被称为"金津玉液"，可见其重要性。中医学认为，五脏化五液，"心为汗，肺为涕，肝为泪，脾为涎，肾为唾，是为五液。"涎、唾都是指唾液，也就是说，唾液是由脾肾所生化的。很多孩子都有流口水的毛病，这其实是脾虚的表现。

1. 唾液的作用

《素问·经脉别论》中说："饮入于胃，游溢精气，上输于脾，脾气散精，上归于肺，通调水道，下输膀胱，水精四布，五经并行。"也就是说，体内津液，包括唾液首先进入胃肠道，由此疏散到全身。

唾液中含有淀粉酶、溶菌酶、过氧化物酶、黏液蛋白、磷脂、磷蛋白氨基酸、钠、钾、钙、镁等物质。这些物质具有消化食物、杀菌、抗菌、保护胃黏膜等作用。同时还含有丰富的碳酸盐、磷酸盐，可以对牙齿起到保护作用，并有一定的消炎作用。

唾液中存在一种神经生长素，这种生长素能显著地缩短伤口愈合时间，因此拔牙后引起出血，口水有辅助止血的作用。另外在突然受伤，伤口不便清洗的情况下，也可以在伤口上涂些唾液，帮助止血并消炎。

2. 细嚼慢咽是关键

咀嚼和唾液分泌是消化的第一步。食物进入口中，通过咀嚼，食物被磨碎、磨烂，如果不细嚼慢咽，消化的第一步完成得过于粗糙，那胃肠的负担必然加重。

食物进入胃肠道，因胃肠蠕动及胃肠液的分泌，在多种酶的作用下，食物会被分解，然后被消化，再被吸收。食物咀嚼越充分，研磨地越细小，就越能增大食物与胃肠液的接触，有助于消化液充分发挥作用。如果食物未经咀嚼、研磨进入胃肠，必然使胃和小肠的负担加重，胃肠蠕动不能替代牙齿咀嚼，胃肠经常处于"超负荷"的工作状态，很容易引起胃肠疾病。

现在的孩子学习压力大，为了节约时间，或者由于家长的催促，孩子吃饭总是狼吞虎咽，食物不间断地进入食道，来不及咀嚼，对脾胃伤害很大。由于孩子的脏腑娇弱，形气未充，各脏腑发育不是很完善，食管壁的黏膜薄而脆弱，咀嚼粗糙不但容易造成食管黏膜擦伤，还会被积在食管内的食物卡住，不利于食管的健康。而且，一次性吃进很多的食物，未经咀嚼难以与胃肠消化液充分接触，食物中的营养物质不能被充分的消化和吸收，影响孩子的成长发育。

另外，孩子在家长催促下进食过快还容易导致饮食过量，造成肥胖、积食等健康问题。一般来说，食物进入人体后，有相应的转化机制使血糖升高，当血糖升高到一定水平时会产生饱腹感，孩子就不再想进食了。如果孩子吃得过快，在还没有产生饱腹感时就已经进食了过量的食物，久而久之，自然会造成积食、肥胖等问题，严重影响孩子的发育和健康。

养好脾和肺，孩子一生好体质

忧思伤脾，不要给孩子过大的精神压力

《素问·阴阳应象大论》中讲道"忧思伤脾"，即思虑过度会影响到脾脏。孩子如果多愁善感，精神压力过大，总是在考虑问题，往往会不思饮食，或者饮食不和，从而影响到脾胃健康，导致厌食、积滞等疾病出现。

作为家长，不仅不能给孩子过大的精神压力，还要细心观察孩子的言行，帮孩子缓解外环境等带来的精神压力。

1. 家长放弃攀比的心理

孩子的精神压力主要来源于学校和家庭。有的家长在孩子幼儿期就开始教孩子认字、学英语，让孩子 3 岁学背唐诗、三字经，4 岁学拼音、学写字，5 岁学舞蹈、弹钢琴，6 岁学写作……这些其实都是家长的攀比、从众心理在作祟，为了自己的面子给孩子灌输凡事争第一，不能给父母丢人的思想。在家长这种高压的教育之下，孩子的各方面智力会得到较好的开发，但长此以往，孩子会变得争强好胜，心情焦虑，常常忧思过度，从而损伤脾胃健康。家长的想法不一定是孩子想要的，适合孩子的才是最重要的，家长要放弃攀比的心理。

2. 重视亲子间的交流

家长应多与孩子接触和交流，帮助孩子缓解压力。多陪孩子写作业、画画，让他随心所欲地画，鼓励大于鞭策；陪孩子看电视、看动画片，让开心常伴左右；给孩子讲故事，让他续编故事，发散他的思维；听孩子说出自己的心声，当孩子叙述时，不要随意打断，也不要提建议或下结论。家长需要清楚地了解孩子的内心感受，并给予理解和支持，让孩子有意识地放松自己的身心，热于表达，不把心事藏在心里，从而缓解各方面的压力。

3.帮孩子学会面对压力

孩子受到挫折，比如遇到考试不理想、被老师批评、与同学起冲突等情况，会感到压抑、恐惧、无助。家长应该开导孩子，让孩子明白这些挫折是必然要经历的，要学会坦然面对。家长可以时常给孩子读一些缓解心情的书，潜移默化地影响孩子，培养孩子宽阔的胸襟，不对一些小事耿耿于怀，从而坦然地面对、化解压力。

4.树立孩子的信心

家长平时要用心去发现孩子的闪光点，肯定孩子的长处和优点，给孩子制定合理的目标，让孩子从中体会到快乐，建立信心。另外，家长在小时候也会遇到跟孩子一样的压力，可以告诉孩子，当时家长是怎么解决的，让孩子知道父母原来也有面对压力和烦恼的时候，他们对家长说的话就容易听进去，也更增强了孩子克服压力的信心和决心。

5.让孩子多与同龄人交流

有时候家长的一些经验和方法可能不太适合孩子，孩子和家长之间存在代沟，孩子不容易接纳，这种时候来自同龄人的帮助更能让孩子产生共鸣。家长应让孩子多交同龄的朋友，学会倾诉，学会寻求帮助，向朋友倾诉自己的苦闷并倾听他们的意见。

切忌饭桌上训斥孩子，吃饭心情好才能消化好

很多家庭都会出现这样的情况：孩子不愿意吃饭，或者在吃饭时偏食、挑食，于是家长加以训斥，结果孩子只能哭哭啼啼，含着眼泪不情愿地把饭吃下去。

其实，家长不应在饭桌上训斥孩子，因为孩子在心情不佳的情况下吃饭会大大破坏其消化功能。五行"木、火、土、金、水"，分别对应五脏"肝、心、脾、肺、肾"，且"脾为心之子"。所以如果孩子心情不好，特别是进食的时候情绪不佳、哭闹，容易影响食欲，而且也做不到细嚼慢咽，久而久之会损伤脾胃，导致消化不良、食积、厌食。

1. 坏情绪影响孩子的消化

教育孩子要讲求时机和场合，然而很多家长认识不到这点，喜欢在饭桌上询问孩子的成绩，斥责孩子的过错，或者对孩子讲述一堆大道理，使孩子情绪低落。而情绪的好坏对孩子胃肠的消化功能有着直接的影响，坏情绪会通过神经反射作用影响胃肠的消化功能，导致食欲不振、消化功能紊乱。

就餐时，中枢神经和副交感神经适度兴奋，消化液开始分泌，胃肠就开始蠕动，出现饥饿感。食物进入胃肠道后需经过消化液的作用并通过肠壁吸收其营养成分，每当就餐时，消化腺就会分泌消化液，这个消化过程是一个在大脑神经支配下的条件反射活动。如果孩子在吃饭时遭到家长的训斥、打骂，已经兴奋起来的消化腺就会受到抑制，消化液的分泌就会减少，即使食物吃进肚里，也不能得到充分消化，难以吸收。长此以往，就会造成孩子食欲不振、营养不良，最终引起疾病。

2. 训斥不利于孩子的成长

家长在餐桌上训斥孩子不仅起不到教育效果，还会给孩子带来巨大的心理压力，不利于孩子的健康成长。

家长在餐桌上训孩子，甚至干脆用筷子当武器，只要对孩子不满意，就直接用筷子打孩子的手指。孩子被教训得垂头丧气，心情抑郁，眼泪汪汪，用餐时边吃边哭，很容易在抽泣时将食物吞咽到气管里去，引起强烈的呛咳，甚至呼吸受阻危及生命。

家长对孩子的教育重在点化，从小就让孩子养成自己选择的习惯。在孩子能拿得动勺子时，就不再给孩子喂饭。孩子喜欢吃什么，就自己夹什么，然后看着孩子细嚼慢咽，美美的笑容表露出来，给孩子一个幸福的暗示，让孩子感受到饭的甜美，如果可以的话，做到"食不言"的境界，创造一个良好的就餐环境，让孩子愉快地就餐，让孩子在细节中愉快的成长。

别让孩子"宅"在家里，多"接地气"脾更健康

五行的"木、火、土、金、水"与大自然相通，"土曰稼穑"，具有承载、生化、受纳的作用。脾对应"土"，即"地气"，所以要想养好孩子的脾，需得让孩子多接"地气"。

"地气"有饮食五谷之气的意思。古语有云："位仙者，吸天地之灵气，集日月之精华，方能长寿。"这里所说的天地之灵气便是指天气和地气。在《素问·阴阳应象大论》中也有记载："天气通于肺，地气通于嗌。"可见天气和地气对人体健康的益处。然而，现在的孩子大多"大门不出，二门不迈"，与大自然的接触越来越少，尤其是城里的孩子，"宅"已经成为一种普遍的现象。加之城市大多数的居住地为高层楼房，睡觉时躺的也是沙发床，缺少与大自然的亲密接触交流，与"土"接触甚少。这样孩子就非常容易出现脾胃问题。

另外，《素问·生气通天论》说："阴阳乖戾，疾病乃起；阴平阳秘，精神乃治。"也就是说，人体内的阴阳不平衡会导致各种疾病，只有保持阴气充盈平和，阳气固密秘守，生命活动才会旺盛，身体才能健康无病。阴为阳之基础，无阴则阳无以化，大地是阴气的矿藏，因此经常光脚踩在土地上，可使地之阴气通过涌泉穴升入体内，从而起到养阴的作用。

因此，无论是从"五行"的角度，还是从"阴阳"的角度讲，为了孩子的健康，家长千万别让孩子"宅"在家里，要多接地气，脾才更健康。

1. 让孩子与大地有"肌肤之亲"

在天气晴朗、温和的时候，家长可以带着孩子去公园散步。因为厚棉袜

和布鞋具有透气性，更利于接地气，所以建议给孩子穿上厚的棉袜或者布鞋在公园的土地上行走，也可以每天让孩子赤脚1个小时，在有条件的情况下，经常赤脚在瓷砖地面上走走。

2. 让孩子多在户外运动

让孩子多锻炼身体，多晒太阳，让身体多出出汗，补补钙，促进骨骼发育，气血运行旺盛，孩子就不易生病，"动则生阳"，补阳气就要运动，让身体感受大自然的生发。

3. 别怕孩子弄脏衣服

别让孩子生活在过于干净的环境中，要让孩子多玩沙土，带他到郊区，到农场去玩土、玩沙子，补养气血，而且让孩子经常接触大自然，有利于培养他的毅力，养成不怕吃苦的良好习惯。

让孩子多亲近绿色，去大自然中清清肺

中医学认为，人与大自然息息相关，即"天人相应"的关系。人的一生中，都在进行着新陈代谢，在物质代谢过程中，一方面要消耗大量的清气，另一方面不断地产生大量的浊气，清气需不断地进入体内，浊气需不断地排出体外，都要依靠肺的生理功能。

肺既是主司呼吸运动的器官，又是气体交换的场所。通过肺的呼吸功能，从自然界吸入清气，又把体内的浊气排出体外，从而保证了新陈代谢的顺利进行。自然界吸入的清气直接影响肺的功能，为了肺脏的健康，应该让孩子经常呼吸新鲜空气，"小儿脏腑娇嫩，形气未充"，所以对于孩子来说，特别需要新鲜的空气。

1. 带孩子走进大自然

家长可以多带孩子走进绿色植物茂生、空气新鲜宜人的自然环境，进行"绿色空气浴"，让孩子在一片欣欣向荣的绿色景色中，感受大自然的美好，清清肺。特别是在春天，万物复苏，春意盎然，万物生发，一片欣欣向荣的景色，家长可以把孩子带到户外草坪上，沐浴着阳光，呼吸新鲜空气，或者经常带孩子到郊外走走。

2. 在家创造大自然

家长也可以在家里养些绿色植物，给孩子创造出一个小小的自然环境。在家放几盆绿色植物，对清肺内的浊气有很好的作用，为了防止孩子对花粉过敏，尽量不要选取会开花的植物。可以选取多肉等绿色植物，多肉植物在晚上会进行光合作用，也可以起到净化空气的作用。家里新装修的房子更需要养一些绿色植物，因为新装修的房子含有有害物质甲醛，可以用大片叶子的绿色植物吸取甲醛，净化环境。

3. 亲近自然对孩子帮助很大

经常和大自然互动，不仅能清肺，孩子也会通过视觉、听觉、嗅觉、味觉、触觉及肢体动作的发展来认识这个大自然，对孩子的各方面发展有极大的帮助。孩子天生就对外界充满了好奇心，在陌生的环境中对绿树、青草、红花、山水、陌生人、动物这一切都感觉新奇，可以极大地激发他的想象力。在大自然环境中，家长和孩子的天性得到很好的释放，可以在共同嬉戏、玩耍，增进亲子感情。因此，亲近大自然对孩子的肺脏、情感、智力、身体都有好处。

空调房会损伤孩子肺的阳气，要合理吹

空调的发明与制作，给人们带来了便利和清凉，但事物都有其两面性，空调打破了几千年来四季分明、温热寒凉循环转换的生活状态，在给人们带来便利的同时，也会产生一些问题。特别是孩子，"脏腑娇嫩，形气未充，肺常不足"，如果长期在空调环境下学习、生活，会损伤孩子肺的阳气。长期吹空调，因空气不流通，环境得不到改善，容易出现鼻塞、头昏、打喷嚏、耳鸣、乏力、记忆力减退等症状，还会出现一些皮肤问题，如皮肤干燥、瘙痒、过敏等。所以家长要掌握好度，合理地给孩子吹空调。

1. 顺时而为

夏季养阳，按照自然规律，春夏是人体阳气生发的时节，在阳气最旺的夏季，要顺时而为，切忌让孩子过度吹冷空气，损伤肺脏。肺主气，司呼吸，主呼吸之气，主一身之气，贯通心脉以行气血，并通过心脉周流全身，从而维持各脏腑组织器官的功能活动。春夏养阳，所以即使夏季很热，家长也尽量让孩子少吹空调，防止空调给孩子的肺脏带来危害。

2. 不宜长时间吹

长时间吹空调首先伤害的是皮毛。夏天腠理开泄，毛孔张开，把体内的热散出来。如果孩子长期使用空调，周围环境的冷气会让张开的毛孔全部紧闭，"寒主收引"，就等于把热气全部憋在体内，等从室内一出来，毛孔又马上打开，再进入屋子又立即闭合，就会连同寒气冷风一同关闭到孩子的体内。长此以往，寒气冷风入侵肺脏，造成肺阳不足，孩子就会变成以阴邪为主的体质，空调病、打喷嚏、头晕头痛、四肢冰冷、困倦乏力、咽喉肿痛、皮疹等一系列问题随之而来。

3. 让身体适应空调温度

家长要注意调节空调温度，防止室内温度与外界温度相差太大，一般来说，室内空调温度与室外温度保持在5℃~7℃的温差最为合适。另外，夜间睡眠时最好不要使用空调，入睡时及时关闭空调更为安全。可以让孩子在睡前进行散步等户外活动，有利于促进血液循环，预防空调病。夏季汗出后，应在进入空调房前先待在温度不太高的走廊等地方等待汗止，让身体有一段过渡适应期，然后再缓缓步入空调房，否则大汗淋漓时毛孔舒张，突然进入低温环境，容易让寒气乘虚而入。

4. 注意通风透气

空气流通是预防很多疾病首先要做到的，使用空调必须注意通风透气，每天应定时打开窗户，关闭空调，让空气进行交换，至少保证早晚各一次，每次10~20分钟，使室内保持新鲜的空气。同时，也可以避免室内与室外的空气温度相差太大，让孩子难以适应而生病。

5. 避免直吹

孩子在空调环境下学习、生活，不要让通风口的冷风直接吹在身上。直吹很容易让孩子生病，轻者流涕、鼻塞，重者则会导致支气管炎，乃至肺炎。另外，空调冷气直吹可能还会使面部神经的血管因风寒而发生痉挛，导致面部神经缺血、水肿而出现面瘫的症状。

6. 适度增加活动量

夏季是人体活动最为旺盛的季节，此时可以让孩子适度增加活动量以保养阳气。正所谓"养生莫善于动"，夏日的大忌是久待空调房，长时间静坐不动，让孩子适量的运动才是顺应气血生发的自然规律。适量活动，出汗排毒，不仅能促进新陈代谢，劳逸结合也有助于孩子保持心情愉悦，以免悲伤伤肺。

7. 及时补充水分

孩子在空调房里一段时间后，会感到口干舌燥，这是因为身体中的水分被冷气蒸发，而空调又没有调节湿度的能力。所以在干燥的空调房内，要注意及时给孩子补充水分。需要注意的是，喝的水应该是温热的，不能因孩子贪凉而给孩子冷饮、雪糕等生冷食物。

家庭装修一定要顾及孩子的肺

随着人们生活水平的提高，新房子旧房子都喜欢搞装修，装得敞亮大方、美丽得体已经成为一种时尚，可是看似华丽的外表，背后却蕴藏着诸多危害，威胁着孩子的健康。

因为咽喉为肺胃之门户，所以装修产生的污染往往首先侵犯肺，会引起咽痛等症状，也会有肺气虚的表现，甚者出现恶心、头晕等症状。根据小儿生理病理特点，"脏腑娇嫩，形气未充，肺常不足"，孩子在新装修的环境下生活，常常会表现出咽喉不适、咳嗽、打喷嚏、易患感冒等呼吸系统症状或疾病。所以家庭装修一定要顾忌孩子的肺，减少装修带来的危害。

1. 适当通风，转换空气

如果装修的房子通风不良会使得各种污染物难以稀释和扩散，容易使细菌、病毒、霉菌、螨虫等微生物大量繁衍，引发流行性感冒，孩子更易患呼吸道哮喘等疾病。所以要注意房屋的通风，使室内空气自然流动，达到净化室内空气的目的。自然通风条件不好的房间应该安装换气装置，每天应该保证早晚通风一次，每次应该在半小时以上。

2. 选好材质

选材装修时应尽量选用无毒或少毒的材料，要保证环保、科学、无污染，严格监控装修的各个环节。首先要注意尽量少用人造板、少铺化纤地毯、选用优质的油漆和涂料。其次，购买家具要适度合理，按照国家标准进行选择，家具体积不要超过房间的50%；人造板家具注意严格封边或全部用双面板；衣物放在新家具里要进行封闭包装。

3. 放些净化空气的物质

可以买些活性炭放在家中，活性炭能够吸附空气中的甲醛、氨、苯、二甲苯、氡等有害气体分子，快速消除装修异味，均匀调节空间湿度，在卧室、家具衣橱、书柜、冰箱、卫生间等处都可以放置。另外，可以多养一些多肉、绿萝、吊兰等绿色植物，可以在夜间显著净化空气，尽量不要养有刺激性的花草。

4. 饮食调理

在饮食上也可以进行调整，比如让孩子适量喝点金银花水，能起到清利咽喉的作用，并能帮助排毒，让体内的"毒气"排出。

5. 适当户外运动

可以让孩子适当去户外运动，吸收新鲜空气，促进血液循环，提高孩子身体免疫力，防止疾病的入侵。正所谓"正气存内，邪不可干"，孩子的卫气强大，抵御外邪的能力就会变强，孩子就不易受装饰带来的有害物质侵袭。

悲伤肺，让孩子保持快乐的心情

悲伤肺，是指过度忧伤、悲哀会耗伤肺气。肺在情志上属忧，过于悲忧就会伤肺。孩子在悲伤忧愁时，可使肺气抑郁，耗散气阴，出现感冒、咳嗽等肺气虚症状。笑能养肺，只有让孩子保持一个快乐的心情，才能避免他的肺脏受到伤害。

1.悲伤导致肺气抑郁

《素问·举痛论》说："悲则心系急，肺布叶举，而上焦不通，营卫不散，热气在中，故气消矣。"也就是说，如果孩子悲哀太过，就会使得肺气抑郁，意志消沉，继而耗伤肺气，导致"肺气虚"。从症状来看，悲伤肺的典型症状是气短，主要表现为气短声低、咳嗽怕冷、倦怠乏力、精神萎靡不振等。

2.悲伤影响肺气宣发

肺主宣发肃降，悲伤太过会影响肺气的宣发。肺主气，一是"肺主呼吸之气"，呼出浊气，吸入清气，即吸入大自然的空气，呼出人体内的废气。二是"肺主全身之气"，肺将吸入的新鲜空气供应给全身各个脏腑器官，从而保持全身功能活动充沛有力。

当肺为悲的情绪所伤，就会出现呼吸之气与全身之气两个方面的变化。例如，孩子因悲伤而哭泣不停时，呼吸往往会加快．我们常说孩子哭得"上气不接下气"，就是因为悲伤而伤肺，肺气损伤则需要更多空气的补充，因此表现为呼吸加快，也就是摄气过程的加快。还有的孩子悲哭过度，到最后会出现全身无力、瘫倒在地上的情况，这些其实都是因为悲伤而导致肺气损伤而致肺气虚。

3．悲忧伤肺导致皮肤病

肺主皮毛，肺气强盛，皮肤就会细腻、有光泽、有弹性，反之，肺因悲伤受到损伤，就会使皮肤变得苍白、粗糙。所以悲忧伤肺，还可表现在某些皮肤病上，孩子情绪抑郁、忧愁悲伤可能会导致荨麻疹、牛皮癣等皮肤疾病。

第四章

药食同源，通过饮食给孩子健脾养肺最相宜

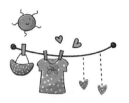

吃好是养脾胃的关键

孩子有"脾常不足"的生理特点，脾胃健康对孩子的生长发育发挥着极其重要的作用，所以家长应注重对孩子脾胃的顾护与调理，而吃好是帮孩子养好脾胃的关键。

调理脾胃的说法源于《黄帝内经》，强调"脾胃为后天之本"，认为脾胃主运化水谷精微，脾又为气血生化之源，主肌肉，充养四肢百骸。孩子生命活动的盛衰与气血关系最为密切，气血的供给依靠脾胃运化完成。因此脾胃功能旺盛则气血充盈，孩子成长发育迅速；反之，如果脾胃功能不足则气血亏乏，会导致孩子成长发育迟缓。

孩子的生长发育依赖脾胃源源不断地运化水谷，化生精微滋养。对于水谷精气的需求与成人相比更为迫切，因此孩子脾胃的负担更重。而且孩子的脏腑发育和生理功能都尚未成熟，脾胃结构功能也尚未完善，如果饮食不当非常容易伤了脾胃，家长一定要时时注重对孩子脾胃的调护。

在对脾胃的调养上，吃好并不等同于吃大补的食物，也并不意味着多吃，这是很多家长在喂养上的误区。在孩子的"吃"上应注意以下几点。

1. 定时定量，不宜过饥过饱

孩子尚且年幼，不知道饱胀，容易暴饮暴食，损伤脾胃。家长又对孩子过分宠爱，经常允许孩子用零食、冷饮、生冷瓜果、油炸食物等食物代替主食，导致孩子养成偏食、不规律饮食的习惯，最终造成孩子营养不良，易生病。而家长又把孩子爱生病的原因归咎于免疫力差，用燕窝、鲍鱼、虫草等高脂肪、高热量的食物给孩子大补特补，反而让孩子越补越虚。

其实，调养脾胃最简单的方法是做到让孩子的饮食定时定量，不过饥、过饱，不偏食、挑食。食物品种要丰富，营养丰富易于消化，多吃水果、胡萝卜、青菜、糙米、豆制品、蛋黄、鱼及全脂乳品。不要吃过于坚硬难以消化的食物，尽量吃热食，避免生冷、硬物、甜食对脾胃造成的负担。

2. 根据体质不同进行调养

孩子的体质大概可以分为寒、热、虚、实、湿五种类型，根据孩子先天禀赋以及体质强弱的不同，饮食方法也有所不同。体质属寒的孩子多怕冷，穿衣较多，进食生冷的食物容易导致腹泻，所以调养应选择温脾之物，多吃一些性味甘温的食物，如牛羊肉等。体质属热的孩子表现为面部和口唇血红，喜欢吃冷饮、盖凉被，有口臭、便秘等症状，调养的时候应该以清热类食物为主，多吃一些性味甘淡寒凉的食物，如苦瓜、绿豆、芹菜、西瓜等。体质属虚的孩子气血亏虚，多表现为少气懒言、神疲乏力，可以多吃一些羊肉、鸡肉、牛肉等肉类及其他蛋白质含量丰富的食物。体质属实是健康、正常的体质，孩子可饮食范围比较广泛，只要注意饮食平衡、清淡营养即可。体质属湿的孩子大多比较肥胖，喜欢吃味道厚重、甜腻的食物，常有大便溏稀的表现，调养应注意健脾祛湿，可以多吃薏米、扁豆、白萝卜等有祛湿作用的食物。

3. 注意饮食与季节气候相适应

中医学认为，饮食的选择要与季节气候相适应，提出"春食凉，夏食寒，秋食温，冬食热"的原则。所以，春天阳气升发，给孩子的饮食应以清凉为主，多吃萝卜以及各类新鲜水果调养脾胃。夏季炎热，属于脾胃疾病多发季节，在饮食上应注意清淡解暑，可以多吃绿豆、西瓜等调养脾胃。秋季干燥，饮食以润肺补脾为主，可以多吃白梨、百合等调养脾胃。冬季气候寒冷，需多进食温养脾肾的食物，但孩子不适合温补过盛，可以多吃羊肉、牛肉等调养脾胃。

4. 饮食多样化，营养搭配

孩子在饮食上还要注重饮食的多样化，多吃五谷杂粮，保持酸碱平衡。要注意饮食的合理搭配，保障营养的全面性，比如将鱼类与豆腐搭配在一起，会使孩子对钙的吸收提高20倍。有些家长给孩子养成了汤和饭混在一起吃的习惯，这样食物在口腔不嚼烂就同汤一起咽进胃里，会使食物不能得到很好地消化与吸收，反而会使孩子越吃越瘦，损伤脾胃。另外，要养成孩子吃早餐的习惯，不要养成嗜喝果汁、饮料的习惯，这样会使孩子在正餐时对主食的需求量减少，丢失正餐中的营养，反而得不偿失。

孩子吃饭一定要全而杂

孩子正处于身体和智力高速发展的关键时期，必须获得充分的营养物质，而通过改善饮食来调养脾胃、补充营养显得十分重要。

近年来，随着人们生活水平的不断提高，孩子的营养状况得到了很大改善，但仍存在着较多不良的现象。由于孩子偏食挑食，能量和营养摄入不足，不能满足身体代谢的需要，仍然有不少孩子患有贫血、生长发育迟缓等疾病。不合理的摄入高营养、高蛋白、脂肪含量较高的食物，摄入的热量超过了身体代谢的需要，导致肥胖型的孩子日益增多。除此之外，孩子食用大量膨化食品、碳酸饮料，也会影响其食欲，并导致营养摄入不足。由此可见，虽然生活水平得到了较大的提高，但孩子的营养状况仍不容乐观。

平衡膳食是解决这一问题的重要措施。现代营养学认为，人体所必需的营养素主要分为7大类：蛋白质、碳水化合物、脂肪、维生素、纤维素、矿物质、水。家长要根据孩子身体的需要以及食物中各种营养物质的含量，设计饮食方案，使孩子体内摄入的蛋白质、脂肪、糖类、维生素和矿物质等几大营养素全面而合理。

1. 注意蛋白质的摄入

蛋白质分为2大类：一类是不能由人体自行合成，必须从外界食物中摄取，即所谓的"必需氨基酸"；另一大类则是可以通过人体自身合成来补充的氨基酸，被称为"非必需氨基酸"。食物所含有的各种必需氨基酸的含量是决定该食物营养价值的主要因素。其中，植物蛋白主要来源于玉米、小麦、大豆、坚果等；动物蛋白主要来源于鱼、肉、乳、蛋等。家长平时应让孩子摄入这些食物。

2. 注意碳水化合物的摄入

碳水化合物也称糖类，是人体能量的主要来源，人类消耗的大多数热量来源于碳水化合物。如果孩子碳水化合物摄取量不足，会使成长发育变得缓慢。碳水化合物的主要来源是各类主食如米饭、馒头、面条，以及某些水果、坚果等。所以家长千万不要让孩子用零食代替主食，也不要光吃菜不吃饭。

3. 注意脂质的摄入

脂质维系着人的身体发育及健康，同时对大脑起着重要的作用。对处于生长发育关键时期的孩子而言，脂质类食物不可或缺，但也不能过量摄入。脂质类食物分为 2 类：一类是饱和脂肪酸，其主要来源于肉类、蛋、奶等；另一类是不饱和脂肪酸，主要源于花生油、橄榄油等植物油。要注意孩子对这两类脂肪酸摄入的比例，两者要兼顾，不能偏重，不过肥胖的孩子则应以摄入不饱和脂肪酸为主。

4. 注意维生素的摄入

维生素分为 2 类：一类是脂溶性维生素，如维生素 A、维生素 D 等；另一类是水溶性维生素，如维生素 C 以及维生素 B 族等。虽然维生素参与人体很多生理活动，但并不是补的越多越好，过量摄取维生素同样会对人体产生危害，滥补维生素可能会引发中毒，这也是很多家长在给孩子补充维生素时的误区。所以，家长不必特意给孩子买各种维生素片，只需通过饮食摄取，达到膳食标准即可。其中，富含维生素 A 的食物有胡萝卜、各种豆类、绿叶菜等；富含维生素 B 族的食物有酵母、麦芽等；富含维生素 C 的食物有各种蔬菜、水果等；富含维生素 D 的食物有鸡蛋、牛奶、鱼肝油等。

5. 注意纤维素的摄入

纤维素也是一种多糖类，其主要作用在于维持消化系统的功能。孩子适当补充纤维素可以促进肠道消化，防止便秘。常见富含纤维素的食物有各类粮食、水果、蔬菜。

6. 注意矿物质的摄入

矿物质种类较多，以钙、铁、锌等矿物质为主，在孩子的生长发育中起着不可或缺的作用，千万不可忽视。钙对骨骼和牙齿的发育起重要作用，并且参与神经兴奋性调节，对孩子来说，奶制品易被人体吸收，是孩子补钙的最好方式；铁参与合成血红蛋白，与免疫、消化功能的强化和体力、智力的发育密切相关，含铁丰富的食物有动物血制品、瘦肉、蛋黄、红糖等；锌可促进孩子的生长发育、食欲及增强免疫功能，含锌量较多食物有海鱼、牛肉等。

7. 注意水的摄入

水是营养物质的载体，为人体清除"垃圾"，还可以维持体温和血压，是人体生理活动所需能量的直接来源。家长应该教孩子养成多喝水的习惯，不要放纵其养成喝饮料的习惯。

为不同年龄的孩子搭建膳食宝塔

孩子处于生长发育的重要阶段，饮食情况直接影响其生长发育。很多孩子不爱吃饭的原因是食物过于单一，许多年轻父母对孩子的膳食营养搭配尚不十分清楚。

膳食宝塔共分5层，包含5类每天应吃的主要食物，每一类食物不能互相替代。宝塔各层位置和面积不同，这在一定程度上反映出各类食物在膳食中的地位和应占的比重。孩子和成人一样拥有自己的膳食宝塔，并且不同年龄的膳食结构又有所不同，与成人相比更加具体。

1.0~6个月孩子的膳食宝塔

0~6个月这个阶段孩子的膳食宝塔只有一层，就是母乳。母乳是0~6个月孩子最主要、最理想的食品。母乳营养全面，且比例合理，只要母乳充足，完全能够满足这一阶段孩子的生长需求。母乳中含有的必需脂肪酸，能促进孩子脑细胞发育。母乳中还含有丰富的抗体，有利于增加孩子的免疫力，且不易导致过敏反应。

母乳可分为初乳、过渡乳和成熟乳。其中，初乳富含丰富的营养和免疫活性物质，对孩子极其重要。因此，新生儿应尽早开奶，保证孩子的第一口母乳。母乳喂养的方式应该是按需喂奶，一般每天喂6~8次。母乳中80%是水，因此，纯母乳喂养的孩子一般不必再喂水。但母乳中维生素D和维生素K含量较低，因此家长应常抱孩子到户外活动，适当地接受光

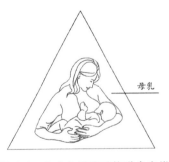

图4-1　0~6个月孩子的膳食宝塔

照合成维生素 D，妈妈也可以多吃些绿叶蔬菜、蛋黄、奶类等食物，有助于补充维生素 K。

2.6~12个月孩子的膳食宝塔

6~12 个月的孩子处于快速生长发育期，单纯母乳喂养无法满足其生长需要，因此从 6 个月开始要逐步添加辅食。6~12 个月的膳食宝塔分为 3 层。

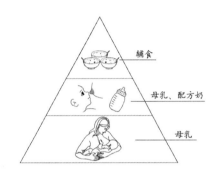

底层是母乳，此阶段母乳仍为主要食物；中间层是配方奶粉，可补足母乳不够的部分，母乳和配方奶的总量在 600~800 毫升即可；最上层是果泥、菜泥、粥等辅食。辅食添加的顺序是先添加谷类食物如米粉，其次是添加蔬菜汁，再次是添加水果汁，最后添加动物性食物。添加辅食应由少到多、由稀到稠、由细到粗、由一种到多种。

图 4-2　6~12 个月孩子的膳食宝塔

3.1~3岁孩子的膳食宝塔

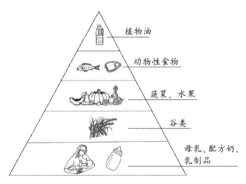

1~3 岁孩子的生长发育速度较之前变缓，但对营养需求较高。其膳食宝塔可分为 5 层。最底层仍为母乳和乳制品，继续母乳喂养可持续至 2 岁，断奶的孩子则要保证每天 350 毫升配方奶的摄入量；自下向上的第二层为谷类，每天需要摄入 100~150 克；第三层为蔬菜和水果，每天需要摄入 150~200 克；第四层为鱼禽肉蛋等动物食物，每天需要摄入 100 克；顶层是植物油，每天需要摄入 20~25 克。另外，此时期的孩子每天需水量为 1250~2000 毫升，其中一半的水需要直接饮用，以白开水为主。

图 4-3　1~3 岁孩子的膳食宝塔

4．学龄前孩子的膳食宝塔

学龄前孩子的膳食宝塔为5层。自下而上第一层为谷类，如米饭、面条等，每日需摄入180~260克；第二层为蔬菜水果类，蔬菜每日需摄入200~250克，水果每日需摄入150~300克；第三层为鱼虾、蛋、肉类，鱼虾每日需摄入40~50克，肉类每日需摄入30~40克，蛋类每日需摄入60克；第四层为奶、豆类，奶及奶制品每日需摄入300~400克，大豆及豆制品每日需摄入25克左右；最顶层为植物油，每日需摄入25~30克。

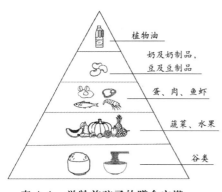

表4-4　学龄前孩子的膳食宝塔

5．6岁以上孩子的膳食宝塔

6岁以上孩子的膳食宝塔基本和成人一致，分为5层。自下而上第一层为水、谷类，水每日需摄入1200毫升，以白开水为主，谷类每日需摄入250~400克；第二层为蔬菜、水果类，蔬菜每日需摄入300~500克，水果每日需摄入200~400克；第三层为肉、鱼虾、蛋类，肉每日需摄入50~70克，鱼虾每日需摄入50~100克，蛋每日需摄入25~50克；第四层为奶、豆类，奶及奶制品每日需摄入300克左右，大豆及坚果每日需摄入30~50克；最顶层为植物油，每日需摄入25~30克。

孩子的膳食宝塔是在营养上比较理想的膳食模式，家长可以应用膳食宝塔更加合理、多样化地搭配孩子的一日三餐。

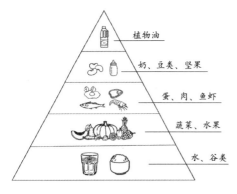

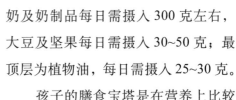

表4-5　6岁以上孩子的膳食宝塔

　养好脾和肺，孩子一生好体质

长夏养脾要顺应而为，别逆着"脾"气吃

中医学认为，一年并非四季，而是春、夏、长夏、秋、冬五季。长夏是指七八月份的时候，这段时间的气候以暑湿为主。湿邪最容易困脾，对于脾胃功能尚未十分完善的孩子而言，最容易在长夏发生胃肠道疾病。

长夏天气闷热潮湿，周遭环境易于返潮，人体内也处于一个"湿邪较盛"的环境。如果孩子体内湿气太重，脾脏的负荷较大，就会导致脾虚，表现为食少、饮食不香、食后腹胀、四肢乏力等症状。而且脾湿会产生痰湿，痰湿内阻后，湿气更难排出。中医有"长夏最宜养脾"之说，而长夏养脾重点在于防止湿气侵袭，特别是在饮食上要注意顺应孩子脾胃的特点。

1. 增加苦味食物

老一辈家长经常说孩子多吃点苦的好，能败火。长夏酷暑炎热、湿气较重，中医学认为吃苦味的食物能清泄暑热、健脾燥湿，增进孩子的食欲。研究表明，苦味的食物中含有生物碱，具有消暑清热、促进血液循环的作用。因此长夏应适当地增加一些苦味食物的摄入。苦味食物中具有代表性的就是苦瓜，苦瓜具有清热消暑、养血益气、补肾健脾、滋肝明目的功效，并且含有丰富的维生素C，能治疗胃部不适、感冒、小儿腹泻、呕吐等疾病。

2. 食用黄色食物

脾与五色中的黄色相对，中医学认为黄色的食物能入脾，有护养脾胃的功效，因此家长平时可以给孩子多吃点黄色的食物。黄色食物以谷物粮食为主，含有丰富的膳食纤维，有利于食物的消化和吸收，并且大多富含维生素A，

对于肠胃也有很好的保护作用。

3. 少食冷食、冷饮

长夏暑湿之时，天气炎热，汗出较多，很多家长认为气候炎热之时应喝冷饮吃冷食，起到一定的祛暑降温作用。但是过食生冷、寒凉之物易伤脾胃，这样的饮食方式对孩子非常不利。对于消化功能尚未成熟的孩子而言，长夏暑热湿邪的侵入，已经影响了脾胃消化吸收功能，而过食冷食、冷饮，会使胃肠道温度下降，引起不规则收缩，诱发腹痛、腹泻等疾病。因此，家长应及时控制孩子对生冷食物、冷饮的摄入量，避免损伤脾胃。

4. 多吃豆类

长夏，特别是炎热的三伏天可以多吃豆类食物，因为豆类大多具有健脾利湿的作用。适宜长夏吃的豆类有绿豆、黑豆、白扁豆、荷兰豆等。

（1）绿豆。绿豆味甘，性凉，具有清热除湿、健脾的功效。孩子适当食用可消暑、止渴、解毒。

（2）黑豆。黑豆味甘，性平，具有养脾益肾的功效。黑豆中粗纤维的含量达4%，具有良好的通便作用，孩子多食用黑豆可减轻肠道负担，有效预防便秘。

（3）白扁豆。白扁豆味甘，性微温，有健脾化湿的功效，孩子适当食用能补气健脾，治疗暑湿吐泻及脾胃不和引起的吐泻。

（4）荷兰豆。荷兰豆味甘，性平，归脾、胃经。具有健脾益气的功效。

五谷杂粮中也有"上品"的补脾食材

小儿属于"稚阴稚阳"之体，各个系统都较为稚嫩，许多孩子并不是一出生就脾虚，而是由于后天喂养不当所导致的。

从中医学角度来看，"五谷杂粮"都是植物的种子，种子具备旺盛的生命力，浓缩了植物所有精华。种子是植物经春、夏、秋、冬四季所结果实之精华，具备四季之气，升降浮沉四气均平，"气平以养生"，因此我们祖先运用智慧，将之定为主食，有其深刻内涵。古人将这种生命力称为"生机"或"阳气"。也就是说，孩子吃主食的时候，不仅吃了各种化学营养物质，还吃了粮食的"阳气"。

因此，要想养好脾胃，就要做到早纳五谷、多用杂粮，让孩子多吃五谷杂粮，可以常吃以下几款常见的补养脾胃的主食。

1. 粳米

粳米味甘、性平，有补脾益气之功。《食鉴本草》记载："粳米，皆能补脾，益五脏，壮气力，止泻痢，惟粳米之功为第一。"《本草经疏》也说："粳米即人所常食米，为五谷之长，人相赖以为命者也。其味甘而淡，其性平而无毒，虽专主脾胃，而五脏生气，血脉精髓，因之以充溢，周身筋骨肌肉皮肤，因之而强健。"因此，粳米具有健脾胃、补中气、养阴生津、除烦止渴、固肠止泻等作用，可用于脾胃虚弱、烦渴、营养不良、病后体弱等病症。可以说凡是身体虚弱之人，都适合用粳米来滋养身体，尤其是脾虚的孩子最适合食用。

2.小米

小米味甘咸、性凉，入肾、脾、胃经。具有健脾和胃、补益虚损、和中益肾、清热解渴、健脾除湿、养胃安眠等功效。主治脾胃虚热、反胃呕吐、消渴、泄泻，是脾虚孩子的食补佳品。《本草纲目》记载："小米治反胃热痢，煮粥食，益丹田，补虚损，开肠胃。"小米熬粥营养价值丰富，有"代参汤"的美称，其脂肪、碳水化合物的含量均不低于稻、麦。夏天喝小米粥，还兼具消暑解渴的效果。

3.糯米

糯米味甘、性温，有补脾益气、补虚、补血、暖胃、止汗等作用，是一种温和的滋补品。孙思邈说："糯米，脾病宜食，益气止泄。"糯米的主要功能是温补脾胃，对中气虚、脾胃弱的孩子有很好的补益作用。糯米富含维生素B族，能温暖脾胃，补益中气，对脾胃虚寒导致的反胃、食欲下降、泄泻和气虚引起的汗虚、气短无力、消渴多尿、气虚自汗等症均有良好的治疗作用。

不过《本经逢原》说："糯米，益气补脾肺，但磨粉作稀糜，庶不黏滞。若做糕饼，性难运化，病人莫食。"因此，若想用糯米给孩子养胃需要煮粥服食，而不是做糕饼。

4.锅巴

锅巴又称锅焦，味甘、性平，有健脾消食、止泻的功效，对于脾胃虚弱、消化不良、久泻等病症均有很好的疗效。《本草纲目拾遗》中说锅巴"补气，运脾，消食，止泄泻"，凡是脾虚不运、饮食不香、食不消化、脾虚久泻者均适宜食用。

现代研究表明，锅巴中含有碳水化合物、脂肪、蛋白质、维生素A、维生素 B 族以及钙、钾、铁、镁等矿物质，不仅香脆可口，而且营养丰富。脾虚胃弱的孩子食用可以健脾消食。

5. 红薯

红薯俗称甘薯、番薯、地瓜、山芋。味甘、性平，归脾、肾经。有补中和血、益气生津、宽肠胃、通便秘的功效，主治脾虚水肿、疮疡肿毒、肠燥便秘。《随息居饮食谱》中说红薯"煮食补脾胃，益气力，御风寒，益颜色"；《纲目拾遗》认为红薯能"补中，暖胃，肥五脏"；当代《中华本草》说其"补中和血、益气生津、宽肠胃、通便秘。主治脾虚水肿"。对于脾虚的孩子来说，可以用红薯当主粮经常食用。

现代研究表明，红薯味道甜美，富含碳水化合物、膳食纤维、胡萝卜素、维生素以及钾、镁、铜、硒、钙等 10 余种元素。就总体营养而言，红薯可谓是粮食和蔬菜中的佼佼者。欧美人赞红薯是"第二面包"，法国人称它是当之无愧的"高级保健食品"，可以帮助孩子促进肠道蠕动，增进食欲。

6. 薏苡仁

薏苡仁俗称苡仁米、六谷米，味甘淡、性凉，入脾、肺、肾经，具有利水、健脾、除痹、清热排脓的功效，对脾虚腹泻、肌肉酸重、关节疼痛等症有治疗和预防作用，明朝李时珍说它"能健脾益胃"，《本草经疏》也有其"味甘能入脾补脾"的记载。脾虚的孩子用薏苡仁同粳米共同煮粥服食，营养效果加倍。夏秋季节，用薏苡仁和冬瓜煮汤，既可佐餐食用，又能清暑利湿。

现代研究表明，薏苡仁中含有薏米醇，具有利尿、解热和驱蛔虫的效果，可以帮助孩子祛除暑湿热邪，以利于脾胃健康。

7. 燕麦

燕麦片味甘、性平，归肝、脾、胃经，具有益肝和胃、补虚止汗、养胃润肠、健脾益气等功效，对肝胃不和所导致的食少、纳差、大便不畅等症的治疗效果良好。

现代研究表明，燕麦中所含的钙、磷、铁、锌等矿物质有预防佝偻病、促进伤口愈合、防止贫血的功效，是补钙佳品。所含的亚油酸能帮助孩子保持肠道通畅，保养脾胃。

8. 高粱米

高粱也称蜀黍，营养丰富、用途广泛，自古就有"五谷之精""百谷之长"的盛誉。高粱味涩、性温，有和胃健脾、补气止泻的功效，可用来防治消化不良、湿热下痢、积食、小便不利等多种疾病。非常适合脾虚食积的孩子食用。

高粱可以用来蒸饭或磨成粉，再做成各种食品。现代研究表明，高粱含有蛋白质、脂肪、碳水化合物、钙、磷、铁、赖氨酸等有效成分，对孩子大有裨益。

选对果蔬，给孩子一个好脾胃

提到果蔬，我们首先想到的是清甜爽口的味道。甘入脾，脾胃气虚、脾经弱时，适当吃些甘味果蔬可补益脾胃。其实，中医所谓的甘味，不仅指食物口感味甜，更主要的是指这种食物具有补益作用。那么，在众多口感甘甜的水果蔬菜中，有哪些是"甘味"，并且具有补益脾胃的功效呢？

1. 山药

山药味甘、性平，是一种性质平和的滋补脾、肺、肾的食物，据近代医学研究，山药含有淀粉酶、胆碱、黏液质、糖蛋白、自由氨基酸、脂肪、碳水化合物、维生素C及碘、钙、磷等。山药中所含的淀粉酶，有人称之为"消化素"，其补脾养胃的功效特别显著，能够滋润胃黏膜。山药特有的黏蛋白不寒不热、作用温和，非常适合胃功能不强、脾虚食少、消化不良、腹泻的孩子食用。山药还具有增强骨骼的作用，对孩子来说也更为适宜。不过，湿盛和气滞胀满的孩子忌食。

山药百合薏仁粥

原料：山药、百合、薏苡仁、大枣各适量。

制法：山药去皮洗净切丁，百合、薏苡仁、大枣洗净，四者共同放入锅中，加水适量熬煮成粥即可。

功效：山药补脾和胃；百合清热润燥；大枣、薏苡仁健脾和胃，诸物合用具滋阴养胃、清热润燥的作用。

2. 红枣

红枣味甘、性温，归脾胃经，有补中益气、养血安神、缓和药性的功能。

现代的药理学则发现，红枣含有蛋白质、脂肪、糖类、有机酸、维生素 A、维生素 C、钙等多种微量元素。红枣可健脾益胃，脾胃虚弱、腹泻、倦怠无力的孩子，每日吃 7 颗红枣，能补中益气、健脾胃，达到增加食欲、止泻的功效。

红枣小米粥

原料：红枣、小米、冰糖各适量。

制法：红枣、小米洗净后放入锅中，加水熬煮成粥，加冰糖调味即可。

功效：养胃、补气、补血。脾胃虚弱的孩子常食用此方，可增加食欲，滋养脾胃，还能治疗饮食不慎所引起胃胀腹痛。

3.山楂

山楂味酸甘、性微温，入脾、胃、肝经，具有降脂、降压、强心、抗心律不齐等作用。同时，山楂也是健脾开胃、消食化滞、活血化痰的良药，对积食、食欲不振、不思饮食的孩子有很好的疗效。山楂含有的维生素 C、胡萝卜素等物质，能增强人体免疫力，对孩子非常有益。

山楂红枣粥

原料：山楂、粳米、红枣、冰糖各适量。

制法：山楂、粳米、红枣洗净后放入锅中，加适量水熬煮成粥，加冰糖调味即可。

功效：健脾胃、消食积，此方能促进孩子的食欲。

4.紫甘蓝

紫甘蓝味甘、性平，入胃、肾经。甘蓝类蔬菜中含有的大量纤维素，能够增强胃肠功能，促进肠道蠕动，以助消化。紫甘蓝还富含叶酸，可以治疗小儿叶酸缺乏病。此外，经常吃甘蓝类蔬菜还能够防治过敏症。家长可以让孩子适当食用。

紫甘蓝汁

原料：新鲜紫甘蓝 250 克。

制法：紫甘蓝撕成块或丝状，放入榨汁机中榨汁，每天饭前饮用略加温的紫甘蓝汁即可。

功效：缓解疼痛，新鲜的紫甘蓝汁有止痛及促进愈合作用。此方孩子适当食用可以健脾和胃。

5. 莲藕

莲藕味甘、性寒，具有补脾开胃、清热生津、凉血散瘀的功效，民间早有"荷莲一身宝，秋藕最补人"的说法。藕的营养价值很高，不仅富含铁、钙等矿物质，而且植物蛋白质、维生素以及淀粉含量也很丰富，在天气较为干燥的秋天，吃藕可以起到养阴清热、润燥止渴、安神的作用，同时也可增强孩子的免疫力。莲藕中还含有丰富的膳食纤维，可以促进孩子的消化，促使有害物质排出。莲藕生吃、熟吃皆可。如果想让藕养胃补阴、健脾益气的作用更加明显，最好加工成熟食，因生藕性寒，甘凉入胃，对孩子的肠胃有一定的刺激作用，加工熟后，其性由凉变温，刺激性会大大降低，适合脾胃虚弱的孩子食用。

莲藕排骨汤

原料：莲藕、猪排骨各 500 克，黄酒、生姜、葱、盐少许。

制法：藕洗净切片；猪排骨切段，在沸水中焯 2 分钟左右，捞出沥干水分；葱切段，姜切片。莲藕和排骨一同放入锅中，加适量温水，放入黄酒、姜、葱，大火煮沸后小火炖 90 分钟左右，加盐调味即可。

功效：养胃滋阴、清热化痰。此方对孩子补养脾胃大有裨益。另外，此方中还含有大量的磷酸钙，特别容易被人体吸收和利用，能促进孩子钙的吸收。

6．南瓜

南瓜味甘、性温，入脾、胃二经，有润肺益气、化痰排脓、驱虫解毒、治疗便秘等功效。南瓜中所含的有效成分能促进胆汁分泌，分泌的胆汁可以促进肠胃蠕动，帮助食物消化；南瓜中含有的果胶可以保护胃肠道黏膜，免受粗糙食品刺激，而且果胶有很好的吸附性，能黏结和消除体内细菌毒素和其他有害物质，如重金属中的铅、汞和放射性元素，达到解毒作用。南瓜中所含的甘露醇有通大便的作用，可减少粪便中毒素对人体的危害，防止结肠癌的发生。南瓜的吃法也有很多，可榨汁，可熬粥、熬汤，也可做成南瓜饼等。脾虚胃弱的孩子可喝南瓜粥。

南瓜粥

原料：南瓜、大米各适量。

制法：南瓜去皮洗净，放入蒸锅中蒸软后捣成泥备用。大米淘净放入锅中，加水煮开后加入南瓜泥熬煮至软烂黏稠即可。

功效：补中益气、清热解毒。此方可以帮助孩子补脾气、健脾胃。

吃对肉类，健脾和胃十分有利

如今许多人提倡素食主义，甚至完全不让孩子吃荤食，其实这样严格的吃素很容易引起维生素、钙、铁的缺乏。多吃素食，适量的吃些合适的荤食对脾胃养生是十分有利的。荤素比例适当，各种食物种类齐全、数量充足，才是正确的饮食习惯。

1. 羊肉

羊肉味甘、性温，有益肾补虚、活血助阳、利肺益气、养肝明目、温中暖胃等功效。羊肉在《本草纲目》中被称为补元阳、益血气的温热补品，可温补脾胃，用于治疗脾胃虚寒所致的反胃、身体瘦弱、畏寒等症。古代著名医家李东垣认为："补可祛弱，人参、羊肉之属是也。人参补气，羊肉补形。"说明羊肉滋补作用可与人参相媲美。羊肉中含有丰富的脂肪、维生素、钙、磷、铁等，特别是钙、铁的含量显著地超过了牛肉和猪肉的含量，对孩子十分有益。羊肉性温，冬季吃羊肉，不仅可以增加人体热量，抵御寒冷，而且还能增加消化酶，保护胃壁，修复胃黏膜，帮助脾胃消化，起到增进食欲的作用。想要用羊肉给孩子补脾，最好与一些食物、药物配伍使用。

枸杞羊肉汤

原料：羊肉 150 克，枸杞 30 克，生姜 5 片，葱、姜、蒜、盐各适量。

制法：羊肉洗净，切成大小均匀的肉丁，放入沸水中氽出血水，然后与洗净的枸杞及切好的姜片同入锅中，大火煮开后，转为文火炖至羊肉快熟时，加入葱、蒜、盐等调料，继续炖至羊肉熟烂即可。

功效：祛寒补虚、温补气血、开胃健脾。孩子适当食用可以温补脾虚。

萝卜羊肉汤

原料：羊肉 150 克，白萝卜 100 克，草果 1 枚，甘草 3 克，生姜 5 片，盐适量。

制法：羊肉切小丁；白萝卜洗净，切同样大小的丁；草果拍碎，和甘草一起用纱布包住。锅里加适量水，放入羊肉丁，开锅后撇去浮沫，放入萝卜丁、药料包、姜片以及适量盐，小火炖至肉熟烂即可。

功效：消积下气、补虚健体。此方非常适合体虚、食欲不振、消化不良者以及胃肠遇冷胀气的孩子食用。

2. 牛肉

牛肉味甘、性平，归脾胃经；有补脾胃、益气血、强筋骨、消水肿的作用。《医林纂要》认为："牛肉味甘，专补脾土。脾胃者，后天气血之本，补此则无不补矣。"这说明牛肉非常适合中气下陷、气短体虚等脾虚的孩子食用。牛肉的做法很多，炒、烤、煎、炖，无论怎么做都是美味的。但是究竟怎么做才最有营养则需要根据不同人群或者症状来具体分析，对于孩子来说，清炖最合适。此外，炖牛肉时放入一些山药、莲子、大枣等，更有助于补脾益气，对脾胃虚弱、气血不足、虚损羸瘦、体倦乏力的孩子有显著效果。

蚕豆煮牛肉

原料：蚕豆 125 克，牛肉 200 克，盐适量。

制法：蚕豆洗净，牛肉切片，放入锅中加水同煮，加盐调味煮至熟即可。

功效：健脾、补气、强筋骨。此方可以增强孩子抵抗力。

西红柿炖牛肉

原料：西红柿 300 克，牛肉 500 克，大葱、姜、生抽、料酒、盐各适量。

制法：牛肉洗净切块，沸水焯后捞出；西红柿洗净，去蒂切块；葱切段，姜切片。锅中热油，放葱段、姜片煸炒出香味，加牛肉煸炒，放入生抽、料酒、

养好脾和肺，孩子一生好体质

加适量的清水，大火烧开，转小火炖1个小时至牛肉熟烂，加入西红柿继续炖，待西红柿熟透，加盐调味即可。

功效：健脾开胃、补虚养气。此方对气短体虚、食欲不振、抵抗力差的孩子大有裨益。

3. 猪肚

猪肚为猪的胃，味甘、性温，具有补虚损、健脾胃等功效，适用于虚劳羸弱、泄泻、下痢、消渴、小便频数、小儿疳积等病症。猪肚的营养价值和口感是其他猪肉食材无法替代的。《本草纲目》认为猪肚"暖肠胃，除寒湿反胃，虚胀冷积，阴毒"。自古代以来，人们就使用猪肚来补养身体，甚至用猪肚入药。《本草经疏》说："猪肚，为补脾之要品。脾胃得补，则中气益，利自止矣……补益脾胃，则精血自生，虚劳自愈。"猪肚性温，尤其对于脾胃虚弱、容易拉肚子的孩子有很好的温补效果。

山药猪肚

原料：猪肚1个，山药50克，盐适量。

制法：用盐将猪肚搓洗干净，切成细丝备用。山药去皮洗净切片，与猪肚一同放入锅中加水熬汤，待熟时加入食盐调味即可。

功效：健脾祛湿。此方适用于脾胃虚弱导致慢性腹泻的孩子食用。

莲子猪肚汤

原料：猪肚1个，去芯莲子40颗，盐、姜丝各适量。

制法：猪肚处理干净，冷水下锅煮开5分钟，捞出，去杂质洗净切丝备用。莲子洗净，同猪肚一同放入锅中，加姜丝，倒入适量清水熬汤，待熟时加盐调味即可。

功效：健脾益胃、补虚益气。此方易于消化，对脾虚泄泻的孩子很有好处。

善用中草药，做出美味护脾药膳

脾虚在孩子中越来越多见，要纠正孩子脾虚，口服西药无法取得较为满意的效果，服用中药也需要较长的时间调理，如果将中药做成药膳，药食同源，两者相互配合能取得事半功倍的效果。

所谓药膳，是指在中医理论的指导下，根据孩子生理特点，用一定的中药与相应食物搭配调制而成的食品。食物与药物相互搭配具有单方面所不具备的优势，两者发挥协同作用，能使药物的口感更容易被孩子接受，也可以提高食物所不具备的防病、治病能力。正所谓"食能祛邪而安脏腑"，科学的调配适合孩子的药膳，能使孩子在精神、体质、抗病能力上都保持着较好的状态，达到预防和治疗疾病的目的。

脾为后天之本，气血生化之源，对于正处在生长发育时期的孩子而言，其重要性不言而喻。所以家长要积极地通过药膳调理，为孩子补脾、护脾、健脾。以下是适合孩子的一些常用健脾药膳。

焦米粥

原料：粳米 100 克。

制法：粳米小火炒至金黄，然后加适量水煮粥即可。

功效：健脾益气、助运止泻。此方适合脾虚泻泄、消化不良、不思饮食、水泻或稀便的孩子食用。

健脾消食糕

原料：炒锅焦 150 克，炒神曲、蒸山楂、蒸莲子各 12 克，炒砂仁 6 克，焙鸡内金 3 克，白糖 500 克，炒粳米适量。

制法：除白糖外，上药共研为细末，白糖加水熬浓汁，细末与糖水和匀，捏制成糕或丸，随意服食。

功效：补中运脾、消食止泻。此方中山楂、神曲、鸡内金、粳米等都有护脾之功，非常适合脾胃虚弱、不思饮食、食而不化的孩子用来健脾消食。

山楂神曲汤

原料：山楂、神曲各 15 克。

制法：将山楂、神曲分别洗净，水煎取汁服用。

功效：消乳化食、调理脾胃。此方用药种数少，药性温和，制作方便，可供饮食积滞、不思饮食、嗳腐酸馊、脘腹胀满的孩子养脾之用。

五香散

原料：炒芡实、炒扁豆、炒玉米、炒黄豆各 50 克，焙鸡内金 700 克。

制法：上药共研细末，和匀，储存于干燥的地方。每次取 15~30 克服用，温开水送服。

功效：健脾消食、导滞化积。玉米可调脾开胃，芡实、白扁豆、黄豆具有健脾利湿的功用，鸡内金有消积滞、健脾胃的作用。此方用药的药性较为平和，更加适合孩子服用。

玉米石榴皮粉

原料：炒玉米 500 克，炒石榴皮 125 克。

制法：上药共研细末，和匀，储存于干燥的地方。每次取 5~10 克服用，温开水送服。

功效：健脾和胃、调理体质。此方可调整小儿脾虚体质，对于因脾虚胃弱导致的腹泻、消化不良、形体消瘦、神疲倦怠、肢体欠温有很好的纠正和防治作用。

麦冬沙参扁豆粥

原料：沙参、麦冬各10克，扁豆15克，粳米50克。

制法：沙参、麦冬加水煮20分钟，去渣取汁，扁豆、粳米洗净。将药液与粳米、扁豆共煮至粥熟即可。

功效：补益脾胃、益气养血。此方适用于表现为手足心热、大便干、纳呆等脾胃虚弱症状的孩子食用。

茯苓莲豆粥

原料：白茯苓、陈皮各10克，甘草5克，莲子20克，扁豆、粳米各30克。

制法：白茯苓、陈皮、甘草加水煎汤，去渣取汁，莲子洗净泡发，扁豆、粳米洗净。将药液与莲子、粳米、扁豆共煮至粥熟即可。

功效：健脾益胃、行气利水。此方对平时食欲较差、消化不良、身体瘦弱的孩子大有帮助。

这些食物容易伤脾，千万别让孩子多吃

脾胃对食物起到运化的作用，将其转变为身体所需的气血。也就是说，气血充足与否和脾胃有着密不可分的关系。但是，在孩子的日常饮食中，家长常常做着一些伤害孩子脾胃的事情。正所谓"病从口入"，不正确的饮食对于身体伤害极大，对于脾胃来说同样如此，下面这些食物很容易伤害孩子的脾胃，千万不要让孩子多吃。

1. 西瓜

西瓜性寒，孩子吃多了容易伤脾胃，引起腹胀、不思饮食，严重的会引起大便溏稀甚至腹泻。李时珍早在《本草纲目》中就有记载："西瓜、甜瓜皆属生冷。世俗以为醍醐灌顶，甘露洒心，取其一时之快，不知其伤脾助湿之害也。"可见西瓜对孩子脾胃的伤害。

夏季炎热，或者孩子发热时，家长认为西瓜清热泻火，就给孩子食用，甚至有的家长将直接从冰箱里拿出来的西瓜给孩子食用。结果不仅没有达到消暑的目的，适得其反，造成孩子呕吐、腹泻。所以，脾胃虚寒的孩子吃西瓜一定要注意不要多吃，尽量不要吃刚冷藏过的西瓜，西瓜本身性属寒凉，加之冷藏过后，其对脾胃的伤害就更大了。

2. 辣椒

辣椒是生活中最常见的一种的蔬菜，有健胃、助消化的作用，对口腔及胃肠也有刺激作用，能增强肠胃蠕动，促进消化液分泌，改善食欲。在季节更替的时候，用辣椒、生姜一起熬汤饮用还可以起到可以预防、治疗感冒的作用。

许多家长用辣椒来增进孩子的食欲，这无可厚非。但是，食用辣椒一定不能过量，特别是对于孩子而言。现如今很多年轻家长喜欢吃麻辣火锅、麻辣烫，有的时候还会让孩子一起吃，这些食物里的辣椒含量比较大，会对脾胃、肠道造成明显的伤害。孩子处在生长发育时期，各个系统尚未十分完善、成熟，过食辣椒很可能造成消化系统的损伤及排便方面的异常，有时还会引起咽喉部不适的症状。

3. 萝卜

萝卜营养成分丰富而均衡，具有通气行气、增进食欲、止咳化痰和解毒散瘀的作用，其中富含的维生素 C 可以加快新陈代谢，促进消化，因此吃萝卜对健康有益。但是，萝卜并不是吃得越多就对身体越好，也并不是所有的孩子都适合食用萝卜。

萝卜可以行气、助气，如果中气不足的孩子过量食用，会使身体在运行过程中处于耗气、散气的状态，这样会造成脾胃失调，脾胃失调会导致气血不足，造成或加重气虚的症状。同时，脾胃失调，处于腹泻状态的孩子要减少食用萝卜，如果过多食用萝卜，可能会加重其腹泻症状。另外，气虚便秘的孩子应忌食萝卜，否则可能会加重便秘症状。

所以，孩子要适量食用萝卜，不能过量，并且避免生食萝卜，将萝卜煮熟之后再进行食用，这样可以减轻萝卜的辛辣刺激对脾胃造成的伤害。

4. 冰淇淋

天气炎热的时候家长都会给孩子买冰淇淋，有的家长还会买很多放到冰箱里储存。孩子的自控能力不足，自然容易多吃，势必会影响正餐主食的摄入，如果饭前先吃冰淇淋，到了饭点儿也不觉得饿，吃饭时自然就吃得少了，养成不爱吃饭的习惯。更为最重要的是，人对食物的消化吸收依靠脾胃功能来完成，寒凉之物会伤及脾胃，造成食物很难消化，容易损伤脾胃，因此孩子经常吃冰淇淋会损伤脾胃，容易导致食欲不振、厌食。冰淇淋大多富含乳制品，食用生冷的乳制品容易导致孩子腹胀、腹部绞痛、胀气。所以，虽然冰淇淋颜色、味道诱人，却会导致食欲下降、腹胀、腹痛的恶性循环，不宜让孩子多食。

5．油炸食品

现如今越来越多的孩子喜欢吃炸鸡块、炸薯条、汉堡之类的油炸食物，但是在人体所有营养素中，油脂类是最不容易被消化的，这些油炸食品，虽然能在短时间内让孩子感觉到饱腹，但其中所含有的营养成分非常少，对孩子的成长发育十分不利。而且油炸食品中含有大量油脂以及热量，会增加脾胃的负担，严重影响孩子的健康。这类食物还难以消化，长期食用会给肠胃造成大量的负担。

遵循四季特征，巧妙食补孩子的肺

中医学认为，肺为娇脏，温邪上受，首先犯肺，也就是说肺是最容易受到病邪侵害的脏器。一年四个季节特征不一，养肺的方法也有所不同，家长补养好孩子的肺脏，首先应根据四季的特征进行食补。

1. 春季补肺

虽然在中医的五行学说里，肺是属金秋的，但是，无论哪个季节，肺脏如果不加以补养呵护，都会受到侵害损伤。春天乍暖还寒，是流感、麻疹、肺炎等病邪多发的季节，很容易犯肺。因此从春天开始，家长就应提前有针对性地养护孩子的肺脏，做到未雨绸缪。

中医学认为，春夏应养阳。春天属木，一般来说，肝气旺，肝火易犯肺，肝旺之时宜少食酸性食物，否则会使肝火更旺，伤及肺脏。所以在整个春季里，食养原则是减少酸味食物摄入，避免春天"肝旺犯肺"而引起肺系疾病。

2. 夏季补肺

夏季天气由暖转热，心肝胆胃之火和暑热，都会克肺金，损伤肺。所以夏季也要注意补养孩子的肺。

《黄帝内经》中提到："夏三月，此谓蕃秀，天地气交，万物华实。"夏季是一年里阳气最盛的季节，为适应炎热的气候，皮肤毛孔开泄，通过出汗调节体温，从而适应暑热的气候。夏季孩子食补养肺的特点是"要清补，不要滋补"，可以进食一些养阴生津的清补食物，如北沙参、麦冬、枇杷等。

养好脾和肺，孩子一生好体质

3．秋季补肺

《管子》指出："秋者阴气始下，故万物收。"说明秋天是阳气渐收，而阴气逐渐生长的季节。秋季的气候特点是由热转寒，即"阳消阴长"的过渡阶段。人体的生理活动也经历这较大的改变。因此秋天要把保养体内的阴气作为首要任务。

秋天天气过于干燥，要防止燥邪伤害孩子的肺，保护好孩子体内的阴气。秋季养肺，应选用"补而不峻""防燥不腻"之品，如南瓜、莲子、桂圆、黑芝麻等食物。如果孩子出现口干唇焦等"秋燥"症状，应选用滋阴润燥的食品，如银耳、百合等。

4．冬季补肺

冬季草木凋零，气候严寒，自然界中万物都处于收藏蛰伏的状态，人体也同样顺应着自然界的变化，进入冬藏季节。冬季由于气候寒冷、干燥，寒邪与燥邪最易侵袭到肺。同时，肺与咽喉的关系最为密切。因此，在冬季，孩子经常患有感冒、咳嗽等肺系疾病。

冬季是比较适合养肺的季节。冬季主寒，寒性凝滞，易损伤人体阳气。中医理论中五色对应五脏，白色入肺，冬季孩子可以多吃白色的食物润肺、养肺，如百合、白莲子、莲藕等都属养肺首选。另外，中医理论中有"虚则补之，寒则温之"的原则，寒冷的冬天可以在孩子的膳食中适量地加入温热性食物，如羊肉、牛肉、黑米、黄豆、花生等。

滋阴润肺，这些食材效果好

燥邪伤人，易耗伤人体津液，进一步导致人体的抵抗力下降，诱发疾病。孩子较常见的疾病为呼吸系统疾病，即"肺病"。因此，小儿养生的重点是"滋阴润肺"，那么，究竟吃什么食物可以滋阴润肺呢？下面这些食材可以作为家长的参考。

1. 银耳

银耳味甘淡、性平，归肺、胃经，具有滋阴润肺、养胃生津、益气和血、健脑提神、消除疲劳的作用，可用于治疗阴虚，无论肺气虚还是肺阴虚的皆适宜，是补肺佳品。对小儿长期慢性咳嗽、肺部感染和支气管炎等呼吸系统疾病也有辅助疗效。《增订伪药条辨》中记载："白木耳治肺热肺燥，干咳痰嗽，衄血，咯血，痰中带血。" 银耳的服用方法可做成银耳汤、银耳粥等，这种做法味道甘甜，也较容易被孩子接受和喜欢。

银耳红枣汤

原料：银耳 10 克，莲子 6 克，红枣 10 枚，冰糖适量，水淀粉适量。

制法：红枣去核、洗净，银耳泡发、洗净。锅中加入适量清水，放入银耳、莲子、红枣，大火煮开后调小火慢熬 1 小时左右，加入冰糖令溶即可。

功效：润肺益胃、补气和血。此方能有效缓解孩子肺热咳嗽、大便秘结等症状。

银耳雪梨膏

原料：银耳 10 克，雪梨 1 个，冰糖 15 克。

制法：梨去核、洗净、切片，银耳泡发、洗净。锅中加入适量清水，放入银耳、雪梨，同煮至汤稠，加入冰糖令溶即可。

功效：养阴清热、润肺止咳。此方非常适合有阴虚肺燥、干咳痰稠、肺虚久咳之证的孩子食用。

2. 百合

百合味甘、性微寒，归心、肺经，有润肺止咳、滋阴清热、健运脾胃的功效，对于肺热干咳有很好的治疗效果。百合当中含有丰富的蛋白质、脂肪及维生素等营养物质，还具有明显的镇咳、平喘、止血等作用。百合的制作方法也比较多样，可以与其他食物一起煮粥、炒菜、煲汤等。

百合粥

原料：鲜百合 60 克，粳米 250 克，白糖 100 克。

制法：百合、粳米淘洗干净，共置锅内，加入适量水，大火烧沸后改用小火慢熬，待百合与米熟烂时，加入白糖拌匀即成。

功效：润肺止咳、清心安神。此方适用于肺虚咳痰、久咳不止、懒言少语、虚烦惊悸的孩子食用。

百合银耳冰糖粥

原料：鲜百合 60 克，银耳 10 克，粳米 100 克，冰糖适量。

制法：百合洗净，银耳泡发、洗净，粳米淘洗干净。百合、银耳、粳米共置锅中，加入适量水，大火烧沸后改用小火慢熬，待粥成之后加入冰糖令溶即可。

功效：清心润肺、止咳祛痰。此方对久咳不愈、痰阻肺络、肺虚体弱的孩子很有好处。

3. 蜂蜜

蜂蜜味甘、性平，入脾、肺、大肠经，具有补中、润燥、解毒的功效，常用于治疗肺燥咳嗽、痰少或干咳、大便秘结等病症。《药品化义》记载："如怯弱咳嗽不止，精血枯槁，肺焦叶举，致成肺燥之症，寒热均非，诸药鲜效，用老蜜日服两许，约月，未有不应者，是燥者润之之义也。"蜂蜜中含有大量容易被人体吸收的糖类、维生素以及氨基酸，而且可以起到润燥的功效。家长平时可以用蜂蜜调温水给孩子喝，不过孩子食用蜂蜜不可过量，最好不要给孩子混食成人的蜂蜜，应选择没有添加剂、适合孩子喝的蜂蜜。

4. 白萝卜

白萝卜味辛甘、性凉，入肺、胃经，具有清热生津、润肺止咳、顺气消食的功效，是中医食疗中经常选用的一种食物，《日华子本草》说它"能消痰止咳，治肺痿吐血"。《随息居饮食谱》则记载它具有"治咳嗽失音"的功能。自古就有"冬天萝卜赛人参"之说法，由此可见，萝卜的营养价值。在气候干燥的时节，适当吃一些白萝卜能够达到止咳化痰的效果，白萝卜还可以刺激孩子的食欲，改善孩子食欲不振、积滞的问题。需要注意的是，脾胃虚寒、体质虚弱的孩子不宜多吃白萝卜。在制法上，白萝卜经常和其他食材炖汤食用。

奶汤炖萝卜汤

原料：白萝卜 500 克，牛奶 15 克，葱、姜各 20 克，盐适量。

制法：白萝卜去皮、洗净、切块，葱切段，姜切片。锅中热油，放入萝卜稍炸后捞出，放葱、姜爆香，加入适量清水，再加入萝卜、牛奶，小火炖透，加盐调味即可。

功效：清肺润燥、滋补消积。此方既滋补又清肺，孩子适当食用可以清肺燥，对补养肺脏很有好处。

萝卜丝鲫鱼汤

原料：鲫鱼500克，白萝卜300克，葱、姜、盐适量。

制法：鲫鱼处理干净、洗净后拭干水分，在鱼身两面各斜划三刀；白萝卜去皮、洗净，切成细丝；葱切段，姜去皮切片。锅内热油，放葱、姜爆香，放入鲫鱼煎至双面金黄色，注入适量开水，加入萝卜丝，大火煮沸后改小火炖煮30分钟至汤呈奶白色，加盐调味即可。

功效：润肺生津、化痰止咳。此方适合孩子在秋冬干燥季节食用，有很好的养肺作用，还可以提高人体免疫力，预防感冒。

5. 鸭肉

鸭肉味甘咸、性凉，入肺、胃、肾经，具有滋阴润肺、止咳化痰、清热除烦等功效，常被称为肉类中的金秋第一滋补佳品。鸭肉营养价值很高，适于滋补，其蛋白质含量比猪肉、牛羊肉高20%左右，让孩子经常食用可增强体质，提高免疫力。而且，鸭肉脂肪含量较低，其中的不饱和脂肪易被人体吸收，可以保护孩子的心脏，并预防肥胖。

山药烧鸭

原料：鸭腿肉400克，山药450克，葱、盐、糖、老抽等调料适量。

制法：山药去皮、洗净切块，鸭腿肉洗净切块。锅内热油，下山药煎至表面微黄捞出，倒入鸭肉翻炒至表面微黄，再加入山药、盐、老抽、糖炒至上色，加入适量清水，大火煮开改小火焖煮至汤汁浓稠，撒上葱花即可。

功效：补阴养肺、清热止咳。此方可以很好地补肺，而且山药与鸭肉伴食，可消除油腻，孩子也更爱吃。

要养肺，润肺水果可常吃

孩子肺脏娇嫩，而生活环境中布满灰尘，特别是冬天气候干燥，时有雾霾，肺脏难免遭受侵犯，因此家长平时要多给孩子吃些祛痰润肺的食物，其中食用方便、美味可口的水果备受孩子的欢迎。

1. 梨

梨味甘酸、性凉，入肺、胃经，具有生津解渴、润肺去燥、清热降火、止咳化痰等功效，适用于热病、伤津、烦渴、热咳、痰热、消化不良等病症。梨被称为"天然矿泉水"，也被尊为"百果之宗"，富含水分以及多种维生素和矿物质。梨是最常见的滋阴润肺的食物，一年四季均可食用，最适合食用的季节是秋季。梨的做法较多，生梨能缓解上呼吸道感染患者所出现的咽喉干痒、便秘、尿赤等症状；煮熟的梨则有滋润喉头、补充津液的功效；蒸梨可以起到滋阴润肺、止咳祛痰的作用。其中，蒸食、煮汤的做法，对肺热、咳嗽、咽喉肿痛效果更佳。需要注意的是，给孩子吃的梨不宜太过甘甜，因为中医学认为太甜的食物会助生痰液。

冰糖雪梨羹

原料：大雪梨 1 个，冰糖 50 克。

制法：雪梨削皮、洗净、切块，放入炖锅中，加冰糖，注入适量清水，小火慢熬 30 分钟即可

功效：清热化痰、润肺生津。此方不仅补肺功效显著，而且味道甘甜，非常适合孩子食用。

2. 柚子

柚子味甘酸、性寒，具有下气消痰、润肺补血、清肠利便等功效，可治疗消化不良、腹冷痛、痰多、咳嗽、疝气等症状，适合滋阴润肺。西医学研究发现，柚子含有丰富的蛋白质、有机酸、维生素C以及钙、磷、镁、钠等微量元素，孩子经常食用大有裨益。柚子可以直接食用或者做成柚子茶冲水喝。需要注意的是，柚子性寒，孩子在直接食用的时候不能过量，一次最多吃2~3瓣。另外，金橘也有此类功效，家长也可以经常让孩子吃些金橘。

蜂蜜柚子茶

原料：柚子500克，蜂蜜100克，冰糖50克。

制法：新鲜柚子表面用盐搓洗干净，将柚子黄色的外皮薄薄地削下来，不要白色部分，泡在淡盐水中3小时以上，捞出沥干，柚子肉掰碎。将柚子肉和柚子皮放入锅中，加入适量清水，加冰糖，大火烧开后改小火慢熬40分钟，期间不时搅拌，大火收干，出锅晾凉，装入密封罐中，加入蜂蜜搅拌均匀，密封后放入冰箱冷藏3~4天即可。喝时以温凉水冲服。

功效：散寒燥湿、润肺化痰。此方适合秋冬季节食用，补肺功能显著，味道孩子也比较容易接受。

3. 柿子

柿子味甘微涩、性寒，归肺、脾、胃、大肠经，具有润肺化痰、清热生津、涩肠止痢、健脾益胃、润肠通便、凉血止血等多种功效。对于秋燥咳嗽有痰的孩子来说，柿子能有效润肺化痰。便秘者食用柿子要注意，有涩味或者柿皮较涩的柿子不要食用或者去皮食用，因为涩的食物大多含有大量鞣酸，这是一种收敛物质，对大便有收敛作用，容易造成大便的干结，加重便秘症状。然而去皮后，柿子肉中的膳食纤维及果胶能够很好地软化大便，缓解便秘症状。柿子可以直接食用，也可以晒干制成柿饼食用，柿饼润肺、止咳、化痰的功效比鲜柿子更显著。

柿饼

原料：柿子适量。

做法：柿子洗净，沥干水分，削去皮，在日照充足、通风良好的条件下晒至表皮干枯，轻挤压成饼状，继续晾晒 8~10 天，然后装入密封罐中，放置在阴凉处储存。

功效：清热润燥、降气止咳、生津化痰。孩子适当食用此方，对于治疗肺热导致的咳嗽、口舌生疮有显著作用。

4．罗汉果

罗汉果味甘、性凉，归肺、大肠经，被人们誉为"神仙果"，具有化痰止咳、养阴润肺、利咽开音等效果，用于治疗风热袭肺引起的声音嘶哑、咳嗽不爽、咽痛等症。现代研究表时，罗汉果的果实营养价值很高，含丰富的维生素 C 以及糖甙、果糖、葡萄糖、蛋白质、脂类等。当孩子患风热袭肺证时，家长可以用罗汉果泡水给孩子喝。需要注意的是，罗汉果性凉，孩子不可以过多食用。

化痰清肺，可借助这些药膳

肺为娇脏，孩子肺脏遭受侵犯后，最易出现的症状是咳嗽、多痰。所以，需要通过化痰、止咳、清热、祛湿等途径补养肺脏。中医学认为，一些中草药补肺功效显著而明确，和其他食材做成药膳食用，可弥补中草药苦涩之味，适合孩子使用。

沙参无花果百合瘦肉汤

原料：北沙参 15 克，百合 30 克，猪瘦肉 18 克，无花果 5 个，陈皮 1 片，盐适量。

制法：无花果洗净，对半剖开，猪瘦肉洗净切丝，北沙参、陈皮、百合分别洗净。炖锅加入适量清水煮沸，加入上述所有材料，中火煲约 2 个小时，加盐调味即可。

功效：北沙参、百合和无花果都有养阴润肺、润燥清咽的作用，加上营养滋阴的猪瘦肉，行气健脾、燥湿化痰的陈皮，可滋润喉咙、通畅大便。孩子适当食用，补肺作用明显。

太子参百合瘦肉汤

原料：太子参 100 克，百合 50 克，猪瘦肉 150 克，罗汉果半个，盐适量。

制法：猪瘦肉洗净切片，太子参、百合、罗汉果分别洗净。将太子参、百合、罗汉果放入锅内，加适量清水，大火煮沸，放入瘦肉，改小火火煲 1~2 小时，加盐调味即可。

功效：清润肺燥、益肺生津。此方适合气虚肺燥、咳喘气短、口干渴饮、咳嗽咽干的孩子饮用。

白茅根雪梨猪肺汤

原料：鲜白茅根 200 克，雪梨 2 个，猪肺 1 具，陈皮 5 克，盐适量。

制法：猪肺洗净切块，放入开水中焯 5 分钟，捞起冲洗干净；雪梨去核，洗净切块；白茅根洗净切段；陈皮用水浸软。将上述所有材料放入炖锅，加适量清水，小火煲 2 小时，加盐调味即可。

功效：清热润肺、化痰止咳、凉血、助消化。此方适用于秋季身体燥热、流鼻血、咳嗽、干咳无痰或痰中带血、痰稠黄浓、喉痛、声音嘶哑、唇舌干燥、便秘等症状。可帮助孩子凉血止咳、润肺去燥。

枇杷叶蜜枣炖猪肺

原料：猪肺 1 具，蜜枣 30 克，干枇杷叶 25 克，葱、姜、盐、料酒各适量。

制法：猪肺洗净切小块，放入开水中焯 5 分钟，捞出洗净；枇杷叶用清水浸泡约 20 分钟，洗净沥干；蜜枣洗净，去核；葱切段，姜切片。将猪肺、蜜枣、枇杷叶、葱、姜、料酒一同放入锅中，加入适量清水，大火煮沸，改小火慢炖 45 分钟，加盐调味即可。

功效：润肺补肺、止咳化痰。此方非常适合肺虚咳嗽、有痰的孩子食用。

雪梨杏仁瘦肉汤

原料：雪梨 1 个，杏仁、瘦猪肉、盐各适量。

制法：雪梨洗净，去皮、核，切块，猪瘦肉洗净切小块，杏仁洗净。将雪梨、杏仁、瘦猪肉一起放入炖锅，加适量清水，小火煲 2 小时，加盐调味即可。

功效：润肺生津、清热化痰、止咳润燥。此方孩子在秋季可以适当食用，用以养肺祛燥。

冰糖杏仁炖雪梨

原料：雪梨1个，杏仁粉2克，冰糖5克。

制法：雪梨洗净，平切盖，挖空心，放入杏仁粉、冰糖，盖上梨盖，用牙签固定住，放在碗中隔水蒸1~2小时，汤渣同吃。

功效：清热、化痰、润肺。适合痰多易咳的孩子食用，最适合秋季养护孩子肺脏。

川贝苹果饮

原料：苹果1个，川贝末10克，蜂蜜适量。

制法：苹果洗净，平切盖，挖空心，放入川贝末、蜂蜜，将盖盖好，用牙签固定，隔水炖2小时，汤渣同吃。

功效：润肺、除痰、止咳。此方非常适合秋季润肺，而且滋味甘甜，孩子也比较爱吃。

润肺止咳茶

原料：玄参、麦冬、桔梗各6克，乌梅、生甘草各3克。

制法：上药共置杯中，加适量开水冲泡，盖上杯盖，闷15分钟左右，代茶频饮。

功效：养阴敛肺、清咽止咳。此方适用于肺阴或肺气损伤者食用，孩子最易损伤肺阴、肺气，可适当饮用此方。

这些饮食习惯伤肺，别让孩子有

饮食是孩子身体保持正常运转的重要环节，良好的饮食习惯会为孩子的身心健康带来许多的益处。而一旦饮食习惯不健康，摄取不到充足的营养，就会损伤孩子的肺，影响孩子整体的身体健康状况。因此家长一定要帮孩子养成健康的饮食习惯。

"小儿五脏六腑成而未全，全而未壮"，孩子的脏腑器官无论在物质基础还是生理功能方面，都是幼稚娇嫩和不完善的。而且"小儿肺常不足"，孩子的肺气功能尚未充盛，抗病能力较弱，易受邪而发生疾病。因此家长要根据孩子"肺常不足"的生理特性，对孩子的肺脏进行有效的调养，在饮食方面要注意合理膳食，有些饮食习惯非常不利于孩子养肺，一定要杜绝。

1. 偏食影响肺功能

目前孩子的偏食现象越来越常见，喜欢吃的东西毫无节制地吃，不喜欢的东西则一口不动，长此以往，会给孩子的健康带来极大的危害。孩子对各类食物的喜好失衡，营养摄入不均衡，对零食、糖果、冷饮、油炸食品等较喜欢，而对于蔬菜、主食则是能不吃就不吃，对孩子的肺功能非常不利。另外，零食是孩子吃饭不好的主要原因，孩子吃大量的零食会使正餐毫无规律可言，打乱孩子肠胃活动的正常规律，到了该吃饭的时间没有了饥饿感，不愿好好地吃，饿的时候又用零食填补正餐。如此往复恶性循环，会损伤脾胃，造成脾失健运，津液停聚为痰，从而影响肺的宣降功能。

2.食肥生痰

现如今越来越多的孩子喜欢吃炸鸡腿、炸薯条等油炸食品。虽然它们看起来很有营养，也确实很好吃，但是如果吃得太多，就会影响正常的饮食，对孩子的肺脏健康非常不利。无节制的食用油炸食品也是造成不少孩子出现肥胖、厌食的主要原因。

具体来说，多食油炸食品首先不容易消化，会对胃肠道功能还没有完全发育成熟的孩子造成很大的负担，多吃油炸食物的孩子会感到胸闷，甚至恶心、呕吐或消化不良。其次，孩子吃的油炸食品在经过油炸之前外表常常要裹上一层面粉浆，在高温下，面粉中的维生素 B_1 全被破坏，所以吃太多的油炸食品会发生维生素 B_1 缺乏症。油的反复利用，更是会对孩子的身体健康造成很大的伤害。所以，不能让孩子养成爱食煎炸油腻食品的习惯，以免损伤脾胃，聚而生痰，从而对孩子的肺脏造成巨大负担。

3.食辣、生冷伤肺

辛辣之品刺激大，而且容易化热伤津，孩子的饮食中不宜加入辣油、胡椒等辛辣调味品。特别是对于患有哮喘的孩子，辛辣类的食物可能会加重病情。古人曾有云"热食伤骨，冷食伤肺"，过食西瓜、冰淇淋、冷藏的果汁、冷饮等生冷的食物，也容易耗损体内阳气，而阳气受损则无力抗邪，肺脏易被侵犯，所以孩子不能养成嗜食辛辣、生冷的饮食习惯。

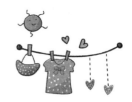

第五章
揉揉捏捏，穴位疗法健脾补肺
胜似补药

首先掌握好按摩的常用手法

按摩的手法很多，一般动作轻柔，运用灵活，便于操作，使用范围甚广，家长可以采用不同的施术手法给孩子按摩调理脾和肺。为了更好地发挥按摩功效，家长需要先掌握好常用的按摩手法。

1. 推法

方法与步骤：用手或掌等部位着力于被按摩的部位上，选定力度后进行单方向的直线推动为推法，一般推3~5次。根据推法用力的大小，可分为轻推法和重推法。轻推法具有镇静止痛、缓和不适感等作用，用于按摩的开始和结束时以及插用其他手法之间。重推法具有疏通经络、理筋整复、活血散瘀、缓解痉挛、加速静脉血和淋巴液回流等作用，可用于按摩的不同阶段。

动作要领：轻推法时用力较轻；重推法时用力较重。作全掌重推法时，四指并拢，拇指分开，要求掌根着力，虎口稍抬起，必要时可用另一手掌重叠按压于手背上，双手同时向下加压，沿着淋巴流动的方向向前推动。指、掌等着力部位要紧贴皮肤，用力要稳，推进的速度要缓慢而均匀，不要硬用压力，以免损伤皮肤。

养好脾和肺，孩子一生好体质

2. 擦法

方法与步骤：用手掌、大鱼际、小鱼际或掌根部位着力于皮肤上，根据力量大小选择轻重手法作来回直线的摩动为擦法，具有温经通络、行气活血、镇静止痛、提高皮肤温度、增强关节韧带的柔韧性等作用。轻擦法多用于按摩开始和结束时，以减轻疼痛或不适感；重擦法多插用于其他手法之间。

动作要领：操作时腕关节要伸直，使前臂与手接近相平，以肩关节为支点，带动手掌作前后或左右直线往返擦动，不可歪斜。按摩者手掌向下的压力要均匀适中，在擦动时以不使皮肤折叠为宜。擦法的速度一般较快，往返擦动的距离要长，动作要均匀而连贯，但不宜久擦，以局部皮肤充血潮红为度，防止擦损皮肤。

3. 揉法

方法与步骤：用手掌、掌根、大鱼际、小鱼际、拇指或四指指腹部分着力于皮肤上作圆形或螺旋形的揉动，以带动该处的皮下组织随手指或掌揉动而滑动的手法为揉，具有加速血液循环、改善局部组织新陈代谢、活血散瘀、缓解痉挛、软化瘢痕、缓和强手法刺激的不适和减轻疼痛的作用。全掌或掌根揉法多用于腰背部和肌肉肥厚部位，拇指揉法多用于关节、肌腱部位，拇、中指端揉是穴位按摩常用的手法。

动作要领：揉动时手指或掌要紧贴在皮肤上，不要在皮肤上摩动，手腕要放松，以腕关节连同前臂或整个手臂作小幅度的回旋活动，不要过分牵扯周围皮肤。

4. 揉捏法

方法与步骤：拇指外展，其余四指并拢，手成钳形，将全掌及各指紧贴于皮肤上，作环形旋转的揉捏动作，边揉边捏边作螺旋形的向心方向推进的手法为揉捏法，具有促进局部组织的血液循环和新陈代谢、增加肌力和防治肌肉萎缩、缓解肌肉痉挛、消除肌肉疲劳和活血散瘀止痛等作用。多用于四肢、臀部等肌肉肥厚处，常与揉法交替使用。

动作要领：以拇指或掌根为着力点，拇指外展，其余四指并拢，固着于皮肤上，不可有来回往返的摩擦与移动。拇指或掌根揉动幅度要小，余指相对拇指作捏法，边揉捏边螺旋形向前推进。用力要持续、均匀、协调而有节奏性，手法力度及频率以患者可以耐受为度。

5. 按法

方法与步骤：用指、掌、肘或肢体的其他部分着力于皮肤上，由轻到重地逐渐用力按压在被按摩的部位或穴位上，停留约30秒，再由重到轻地缓缓放松的手法为按法，具有舒筋活络、放松肌肉、消除疲劳、活血止痛、整形复位等作用。拇指按法适用于经络穴位，临床上常与拇指揉法相结合，组成"按揉"复合手法，以提高按摩效应及缓解用力按压后的不适感。掌按法多用于腰背部、肩部及四肢肌肉僵硬或发紧，也用于关节处，如腕关节、踝关节等。用指端、肘尖、足跟等点按穴位，是穴位按摩常用的手法。按法中以指按法和掌按法两种最为常用。

动作要领：按压着力部位要紧贴体表不可移动，操作时用力方向要与体表垂直，由轻渐重，稳而持续，使力达组织深部。拇指按穴位要准确，用力以有酸、胀、热、麻等感觉为度。

6. 摩法

方法与步骤：用食、中、无名指指面或手掌面着力，附着于被按摩的部位上，以腕部连同前臂，作缓和而有节奏的环形抚摩活动的手法为摩法，具有和中理气、消积导滞、调节肠胃蠕动、活血散瘀和镇静、解痉、止痛等作用。刺激轻柔缓和舒适，常用于按摩的开始，以减轻疼痛或不适，常配合揉法、推法、按法等手法，治疗脘腹胀痛、消化不良、痛经等病症。

动作要领：可沿顺时针或逆时针方向均匀往返地连贯操作，每分钟频率约为 120 次，用力不可太重。

7. 掐法

方法与步骤：用拇指指端或指甲缘着力，选取一定的部位或穴位，用持续或间断的力垂直向下按压的手法为掐法，具有消肿、防止粘连及开窍醒脑、提神解痉、行气通络的作用。适用于消除局部肿胀，亦用于急救，是穴位按摩常用的手法。

动作要领：用于局部消肿时，必须从肿胀部位的远心端开始，以轻巧而密集的手法向下切压皮肤，依次向近心端移动，移动的速度宜缓慢，用力不可过大。用于点掐穴位时，要手握空拳，拇指伸直，紧贴食指桡侧缘，用拇指指端或指甲（以指代针）着力于穴位上，用力逐渐加重，以引起"得气"为度，掐后轻揉局部以缓解不适感。用于急救时，手法宜重、快，但要防止指甲刺破皮肤。

8. 捏法

方法与步骤：用拇、食两指或拇、食、中三指提捏某一部位称为捏法。用力较轻，适用于浅表的肌肤组织。捏法应用于脊柱部位的肌肤称为"捏脊"。常用于幼儿，可治疗消化不良。

动作要领：捏动时以腕关节用力为主，指关节作连续不断灵活轻巧地挤捏，双手同时操作要协调。用力均匀柔和，速度可快可慢，快者每分钟100~120 次，慢者每分钟 30~60 次。

激活足三里，强壮孩子的身体

"常揉足三里，胜吃老母鸡"，可以从这句中国俗语中看出足三里的保健功效。足三里是保健的重要穴位，揉按、艾灸孩子的足三里，可以起到强壮身体的作用。

从中医学角度讲，足三里穴为足阳明胃经之合穴，乃五腧穴之一，同时是掌管全身的"四总穴"之一。胃为人体五脏六腑之海、水谷之海，胃与脾相表里，同为"后天之本"，承担受纳、腐熟、运化水谷、滋养全身、抵抗外邪等职责，对人体健康至关重要。因此，激活足三里具有很好的保养脾胃，进而改善孩子体质的作用。

1. 足三里穴的定位

"足三里"顾名思义就是在下肢三里的位置，"三里"就是三寸的意思，位于膝下三寸，所以称为足三里。具体定位在小腿前外侧，外膝眼下 3 寸，胫骨前嵴外 1 横指处，左右各一。

三寸有其特定的测量方法：伸出手指，将除拇指外的 4 指合并，手掌中节连线的宽度，就是三寸的距离。需要注意的是，这种测量三寸的方法，只

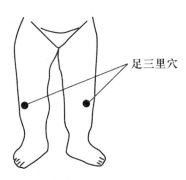

足三里穴

养好脾和肺，孩子一生好体质

能用本人的手去测量，也就是"一夫法"，所以家长在给孩子找足三里穴的位置时，最好用孩子的手测量，否则足三里的定位会不准确。

2. 激活足三里穴的功效

中医学认为，足三里穴是胃经的合穴，所谓合穴就是全身经脉流注会合的穴位。全身气血不和或阳气虚衰引起的病症，尤其是胃经气血不和，能通过激活足三里进行调整。

足三里具有和胃健脾的作用，刺激足三里穴，可使胃肠蠕动有力而规律，并能提高多种消化酶的活力，增进食欲，帮助消化，通腑化痰，升降气机。脾胃为后天之本，人出生之后，身体的成长和健康与脾胃的消化功能密切相关，而胃经又属于多气多血的经脉，这条经脉受到激发，气血旺盛，必将提高五脏六腑与全身各器官的生理功能，从而达到提高孩子免疫力、强身健体的效果。

3. 常用操作手法

足三里既可以针刺，也可以进行艾灸。但是对孩子来说，最安全的操作方法是推拿、按摩，按揉足三里是一种简便易行的操作方法。具体按揉方法为：用拇指的前端或螺纹面放置在孩子足三里穴的位置上，稍稍用力按揉，力度以孩子能耐受为度，按揉 20~100 次。

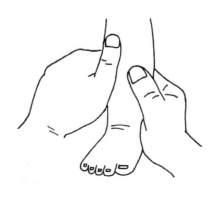

按揉足三里具有很好的保健效果，但是最好和捏脊、摩腹等手法配合使用，才能起到更好的保健效果。如果孩子因脾胃问题出现呕吐、腹泻、消化不良等消化系统疾病，单单按揉足三里可能效果不大，最好及时去医院进行诊治，以免耽误病情。

4.按揉足三里主治病症

（1）治疗胃脘痛、消化不良、呕吐、腹痛、便秘、泄泻等胃肠道疾病。

（2）治疗体质虚弱、头晕、心慌气短、咳嗽气喘等因体质较差而导致的疾病，提高机体免疫力。

按摩脾经，让孩子气血充盈脾胃健

中医学认为，孩子因有其特殊的生理、病理特点，决定了其"心肝常有余，肺脾常不足，肾常虚"的脏腑表现。肺脾不足，会导致气血虚弱，家长可以试试用"按摩脾经"的方法帮孩子补脾。

1.脾经的定位

这里所说的脾经并非是指"十二经络"中的"足太阴脾经"，而是指小儿推拿中上肢部的穴位，两者不可混淆。这里所指的脾经定位在双手拇指的外侧缘，从指尖到指根处或者大拇指远节的螺纹面。

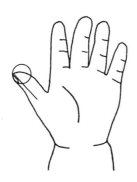

2.按摩脾经的功效

按摩脾经具有较好的保健治疗作用，其主要作用为健脾和胃、补气养血、清热除湿、消积导滞，在临床小儿推拿中应用较为广泛。

3. 常用操作手法

对脾经的按摩主要是三种手法，包括补脾经、清脾经、清补脾经。其中以补脾经为主，因为孩子的脾胃较为虚弱，平日要注意补养脾胃。但是不可一味地追求补脾经，在孩子体质较好，由于饮食不慎而导致食积，有实证时可以适当地选择清脾经或者清补脾经。

（1）补脾经。补脾经有两种操作方法：一种方法是家长一手把持住孩子除拇指外的其余 4 指，另一手拇指端沿着孩子的拇指外侧端从指尖向指根方向直推 100~500 次；另一种方法是家长一手固定住孩子的手腕，用另一手的拇指螺纹面沿顺时针方向按揉 100~500 次。以上两种手法中第一种操作方法更常用。

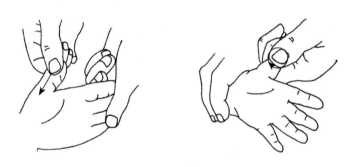

（2）清脾经。家长一手固定住孩子的手腕，另一手的食指和中指固定住孩子的拇指，用拇指端沿着孩子的拇指外侧端从指根向指尖方向直推 100~500 次。

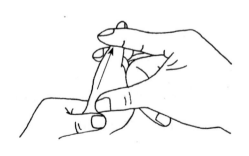

（3）清补脾经。清补脾经就是将补脾经和清脾经两种手法结合，在孩子拇指的外侧缘沿指尖到指根方向来回直推100~500次。

4. 按摩脾经主治病症

按摩脾经主要治疗孩子体质虚弱而引起的相关疾病，或者是胃肠道病症。三种手法的治疗作用有所差别。

（1）补脾经可以健脾养胃、补气养血，因此主要适用于体质虚弱的孩子，比如脾胃虚弱、气血不足而引起的面色萎黄、食欲不振、消化不良、厌食、发育缓慢等。

（2）清脾经适用于有实证存在的病症，有和胃消食、增进食欲等功效，主要应用于食积内热、脾胃不和所致厌食、便秘、腹泻、呕吐、恶心等病症，以及体内有湿热的病症。

（3）清补脾经适用于虚实病症夹杂的孩子。

揉板门，孩子胃口大开吃饭香

很多家长被孩子不爱吃饭、挑食、厌食、消化不良的问题所困扰，无计可施。孩子的这些问题其实就是食积内热、胃火旺盛的表现，家长可以试试用"揉板门穴"的方法，让孩子胃口大开吃饭香。

1. 板门的定位

板门是小儿推拿中手部穴位之一，位于手掌的大鱼际平面处。也许很多家长会有疑问："大鱼际在哪里？"大鱼际就在手掌正面的拇指指根至掌根的位置，当伸开手掌时，会有一个明显的突起的部位，这便是大鱼际，即板门。

2. 揉板门的功效

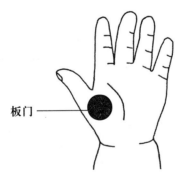

板门

揉板门可以消积导滞、健脾和胃，也就是说揉板门穴可以让孩子体内积滞、不消化的乳汁或者食物尽快排出体外，起到促进胃肠道蠕动，提高脾胃生理功能的作用。

3.常用操作手法

揉板门的操作方法比较简单，就是在板门穴位置上运用揉法进行操作。家长可以一只手控制住孩子的五指，用另一只手的拇指螺纹面或指端，沿顺时针或逆时针方向按揉50~100次。

需要注意的是，操作的时候家长的腕部要放松，紧贴住孩子体表的皮肤，动作要轻柔，力度以带动皮下组织为度，不可用力过猛。

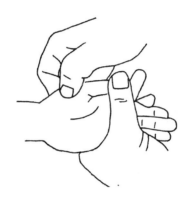

4.揉板门主治病症

揉板门主要治疗消化系统疾病，操作简便、疗效显著。可以治疗乳食停滞、腹胀、腹泻、恶心、呕吐、食欲不振、消化不良等病症。

需要提醒家长的是，孩子不爱吃饭不能在问题出现之后才开始治疗，应该在之前就要有所预防。在平时护理、养育孩子的时候，一定要注意孩子的饮食，不可以让孩子吃太饱，切记"三分饥与寒"。此外，千万不可以过分放纵孩子食用过多零食，或者食用含有转基因、激素的食物。只有培养健康科学的饮食习惯，才能让孩子健康苗壮成长。

中脘穴，治疗孩子脾胃不适的"专家"

中脘穴，又被称为"万能胃药"，可以说是治疗孩子脾胃、消化系统的"专家"，几乎一切与胃部相关的疾病，通过揉按或者是针灸中脘穴都有一定的治疗作用。

1. 中脘穴的定位

中脘穴位于人体的前正中线上，也就是"奇经八脉"中的"任脉"位置上，在肚脐正上方4寸的位置。

取穴时，很多家长可能无法准确衡量"4寸"的距离，可以通过一个简便的方法找到：先找到孩子的胸骨剑突位置，从剑突到肚脐（神阙穴）这一直线的中点位置就是中脘穴。

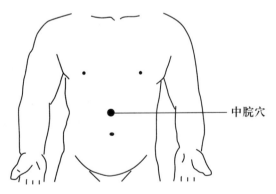

中脘穴

2. 按摩中脘穴的功效

按摩中脘穴可以起到消积导滞、健脾和胃、和中的功效。因此，当平时孩子有脾胃不舒服、消化不良、腹胀、食欲不振等症状的时候，家长可以为孩子按摩中脘穴。

3.常用操作手法

中脘穴可以针刺、艾灸、推拿，但对于孩子来说，揉中脘、摩中脘、推中脘三种方法最安全可靠、简便易行。

（1）揉中脘。用指端或掌根部位按揉孩子中脘穴 100~300 次。

（2）摩中脘。用掌心或除拇指外的 4 指的指腹螺纹面摩孩子的中脘穴 5 分钟左右。

（3）推中脘。用食指、中指的指端部位，从天突穴处至中脘穴处推 100~300 次。

4.按摩中脘的主治病症

（1）按摩中脘穴主要治疗一切消化系统疾病，比如孩子吃多了之后出现的胃脘部疼痛、腹胀、呕吐、反酸、不消化、大便稀等。

（2）此外，按摩中脘穴还可以治疗咳嗽、多痰等症状。

揉肚子，增强孩子体质的保健法

很多家长都有给孩子揉肚子的习惯，而孩子也会特别享受。别看这一习惯很小，但是却能起到很大的作用，对增强孩子的体质非常有益。

1. 揉肚子的功效

揉肚子，在小儿推拿中被称为"摩腹"，常常与补脾经、捏脊、按揉足三里等手法互相配合，被称为小儿保健常法，可以起到增强脾胃功能、消积导滞、理气、增强体质的功效。

为什么给孩子揉肚子会有保健功效呢？因为胃、脾、肝、小肠、大肠等，几乎所有和消化有关的重要器官都在腹部。中医学认为"六腑以通为用"，就是说胃、肠等六腑器官要保持通畅，只有这样，气机才能保持通畅，阴阳才能保持平衡，阴阳平衡身体才能健康，不会生病。给孩子揉肚子可以刺激到腹部各消化器官的蠕动，激活脾胃功能，刺激体内积聚不消化食物的排出，起到推陈出新的功效，使气机通畅而气血运行无阻，由此可以提高孩子的生命活力，增强体质。

2. 常用操作手法

揉肚子被称为"摩腹"，顾名思义就是按摩腹部，用摩法在腹部进行按摩。根据摩腹方向的不同，可以分为顺时针摩腹、逆时针摩腹和顺逆时针往返摩腹3种操作方法。

（1）顺时针摩腹。家长用食指至小指4指的螺纹面或者手掌的掌面，轻柔地对孩子的肚子沿顺时针方向，有节律的环形按摩5分钟左右。

（2）逆时针摩腹。家长用食指至小指4指的螺纹面或者手掌的掌面，轻柔地对孩子的肚子沿逆时针方向，有节律的环形按摩5分钟左右。

（3）顺逆时针往返摩腹。家长用食指至小指4指的螺纹面或者手掌的掌面，轻柔地对孩子的肚子有节律的做顺逆时针往返环形按摩5分钟左右。

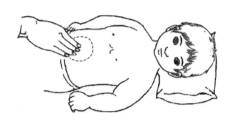

需要注意的是，家长在操作时，动作一定要轻柔、有规律，不可太用力而带动皮下组织运动。

3. 揉肚子主治病症

顺时针和逆时针摩腹的功效和主治病症有所不同。中医学认为，顺时针摩腹是泻法，逆时针摩腹则是补法，而逆时针与顺时针方向往返操作则为平补平泻之法。家长要根据孩子的具体病症进行选择。

（1）顺时针摩腹。当孩子出现便秘、腹胀、厌食、消化不良、食欲不振、伤食泄泻等实证表现时，家长应选择用顺时针摩腹的泻法，因为泻法可以消食通便、导滞。

（2）逆时针摩腹。当孩子有诸如乏力、纳差、脾虚泄泻等脾虚的症状时，家长应选择逆时针摩腹的补法，对脾脏进行补养。

（3）顺逆时针往返摩腹。当孩子没有明显的实证或者虚证的表现时，家长可以选用逆时针与顺时针方向往返操作的平补平泻之法，用以健脾和胃，长期坚持有帮助消化、强身健体、增强孩子抵抗力、提高免疫力的功效，在孩子日常保健中可常用。

捏脊，疏通经络，增强孩子的抵抗力

捏脊疗法是一种常见的小儿推拿疗法，古时常用于治疗小儿疳积等脾胃疾病，故又称"捏积"。捏脊治病，是根据病情采用不同手法，刺激身体某些经脉和腧穴，从而达到治疗疾病的目的。该法十分符合儿童特点，不会给孩子带来什么痛苦，还能防病治病，因而深受群众的欢迎。当然，捏脊并不仅仅限于孩子，很多脾胃虚弱的老年人也可以进行捏脊。

1.捏脊的部位

捏脊的部位主要在背部脊柱及两旁，脊柱在背部的正中，是经络中的"督脉"所在，脊柱的两侧是"十二经络"中"足太阳膀胱经"循行的路线，包括风府穴、大椎穴、腰俞穴、至阳穴、命门穴、腰阳关穴、八髎穴、背俞穴等穴位。通过捏脊刺激这些穴位，可以起到通经活络、调和气血、平衡阴阳及调整脏腑的作用。

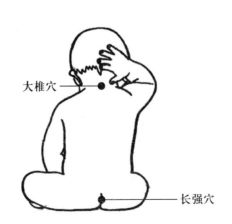

大椎穴

长强穴

养好脾和肺，孩子一生好体质

2. 捏脊的功效

捏脊疗法能够疏通经络、理气调血、调和阴阳、调理脏腑。经络通而百病不生，气血调而身体自健，阴阳和则机体不病，脏腑和则百病不侵。中医认为，阴阳是否平衡、气血是否通调、经络是否通顺、脏腑是否平和都决定了人身体是否健康，而通调气血、阴阳、经络、脏腑则可以治疗疾病。未病之时防病，已病之后治病、预防传变，末病之际则要加强护理，这就是中医中"治未病"的智慧。捏脊疗法恰恰可以通调气血、经络、脏腑、阴阳，因此可以在孩子没生病的时候提高身体免疫力、增加抵抗力，而生病之时则可以帮孩子治疗疾病或者缩短病程。

3. 常用操作手法

捏脊的操作方法非常简单，家长可以从孩子的尾椎部位长强穴处开始，用拇指与食指、中指对称着力，将孩子脊柱两侧肌肤轻捏起来，食指、中指松紧交替，沿着脊柱边缘向前推进，到脊背最上方的大椎穴处，如此操作30次左右。另外，在孩子受到惊吓的情况下，家长可以用"捏三提一"的方法操作，即在捏脊的过程中做到每捏3下，将背部皮肤向上提1下。

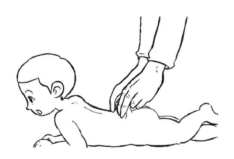

家长在操作时要把握好力度，开始时可以先用轻柔的手法，等孩子耐受之后稍微将力度加重。另外，在给孩子捏脊前最好先用手掌在孩子的后背部按摩几次，这样可以使孩子皮肤放松，减少疼痛、不适的感觉。

需要注意的是，捏脊包括从下至上捏脊和从上至下捏脊两种方式。一般来说，从下至上捏脊可以强身健体，而从上至下捏脊则可以在孩子发热等情况下进行。

4.捏脊主治病症

（1）脾胃疾病。孩子脾胃薄弱，又不知道饥饱，如果吃了过多高能量的食物，如油炸、甜腻、高蛋白食物，会因为不能完全消化、吸收而影响脾胃功能，形成积滞、厌食、疳积；消化不良还可能引起腹泻；其他感染性腹泻会迁延转变为脾胃虚弱。这些脾胃疾病都可用捏脊疗法来治疗。另外，现在患功能性便秘的孩子越来越多，同时伴有性情急躁、无缘无故哭闹不止、厌食、鼻翼发青、双眼周围皮肤发黑等症，通过捏脊治疗，能够健脾、平肝、通便。

（2）肺系疾病。孩子反复感冒、咳嗽，西医称为免疫功能低下，中医则认为是小儿卫外功能薄弱，阴阳不调导致的。捏脊通过刺激督脉和膀胱经，能调和阴阳，健脾理肺，从而达到提高免疫力、减少呼吸系统疾病的作用。

（3）夜啼、睡眠不安。中医有句古语说"胃不和则卧不安"。捏脊疗法能调理脾胃，使之正常运转。脾胃功能正常了，孩子就不会出现腹胀、腹痛、胃脘饱胀的现象，自然能够安然入睡了。

（4）遗尿、多汗。通过捏脊来刺激人体脊柱两侧的自主神经干和神经节，起到止遗尿、止汗的作用。

5.捏脊注意事项

捏脊有其适应性，家长应加以注意。

（1）介质。捏脊时采用某些介质，如粉剂、油剂、膏剂等，不但可以加强手法的作用，提高疗效，而且还可以起到润滑和保护皮肤的作用，介质渗透到皮肤对疾病也有一定的治疗作用。

（2）时段。捏脊在早晨起床后或晚上临睡前进行疗效较好。捏脊前要露出整个背部，力求背部平、正、肌肉放松。

（3）温度。捏脊时室内温度要适中，捏脊者的指甲要修整光滑，手部要温暖，手法宜轻柔、敏捷，用力及速度要均等，捏脊中途最好不要停止。

（4）时间。每次捏脊时间不宜太长，以3~5分钟为宜。

（5）年龄。捏脊疗法适于半岁以上到7岁左右的宝宝。年龄过小的宝宝皮肤娇嫩，掌握不好力度容易造成皮肤破损；年龄过大则因为背肌较厚，不易提起，穴位点按不到位而影响疗效。

（6）饮食。治疗期间要禁食油腻食物，不要过多食用生冷食物。

（7）如果宝宝背部皮肤有破损，患有疖肿等皮肤病及发高烧时暂时不可采用捏脊疗法。

肺经清补要分清，强壮孩子的肺卫

有些孩子面色苍白，稍微一活动就会出很多汗，体质差，总爱感冒，还总说自己累，需要休息。这多半是肺卫之气虚弱，防御外邪的能力减弱导致的，家长可以用清、补肺经的方法，帮孩子强壮肺卫。

1. 肺经的定位

肺经在小儿推拿中十分常用，肺经位于无名指的远节指骨的螺纹面上，也就是无名指掌面的末端。此外，也有的认为肺经位于无名指掌面，即从指尖一直到指根，整个无名指的掌面都是肺经的位置。

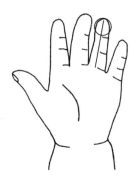

2. 推肺经的功效

推肺经对孩子有很好的保健作用，可以起到补益肺气或宣肺清热、解表散寒、止咳化痰的功效。适用范围比较广泛。

3. 常用操作手法

推肺经的操作方法可以分为补肺经和清肺经 2 种。

（1）补肺经。在进行补肺经操作时，家长需要一只手固定好孩子的手腕，另外一只手固定住孩子的无名指，并用拇指螺纹面沿着孩子整个无名指的掌面，从指尖推向指根，推100~500次。

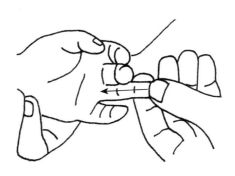

（2）清肺经。家长依然是用一只手固定好孩子的手腕，用另外一手的拇指指端从指根推向指尖，如此操作100~500次。

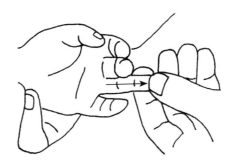

4.推肺经主治病症

补肺经和清肺经的作用功效有所不同，很多的家长可能分不清什么时候给孩子补肺经，什么时候给孩子清肺经。可以根据孩子的病症情况进行判断选择。

（1）补肺经。补肺经可以增补肺气，适用于肺气虚等症。如果孩子平时身体体质就不好，总是反复感冒，一活动就浑身出汗，总说累、浑身没劲儿，甚至常年有哮喘等疾病的话，则可以试试补肺经的手法。常联合运用补脾经、推三关等推拿手法。

（2）清肺经。清肺经常用于肺脏实热所致的病症。如果孩子平时体质较好，没有气短、乏力、活动后出汗（自汗）的情况，仅仅是因为着凉之后出现发热、咳嗽、流鼻涕、咽喉部不舒服、有痰等外感的症状，或者是有口气、大便干等内热表现比较明显的时候，则可以运用清肺经的手法。可以同时配合揉膻中穴、清天河水、推六腑等推拿手法。

三关，温补治疗孩子虚寒的要穴

很多家长总说："孩子体质太虚了"，常常面色苍白、不爱吃饭、畏寒怕冷，经常喊肚子疼，这很有可能是"虚寒体质"。

虚寒体质，是指正气虚弱，而又兼有寒的症状和体征。孩子"心肝常有余，肺脾常不足，肾常虚"，体质易虚易实、易寒易热，所以在生活中经常可以见到虚寒体质的孩子。孩子是虚寒体质，应该怎么办？家长可以试试一个比较容易操作而又疗效显著的小儿推拿手法——推三关。

1. 三关的定位

三关是小儿推拿中上臂部的穴位之一，其位置在前臂的外侧端，从腕横纹处的太渊穴至肘横纹处的曲池穴成一条直线。

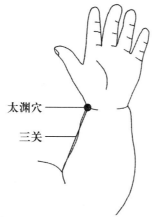

太渊穴

三关

2. 推三关的功效

三关穴性温，推三关具有补虚除寒、温阳散寒的作用，可以益气养血、温补下元、发汗解表。在小儿推拿中常用于各类寒证、虚证。

3. 常用操作手法

推三关的操作主要是"推法"，操作时，家长可以一手固定住孩子的手，用另一只手的拇指或食指、中指的螺纹面从腕横纹推至肘横纹曲池穴处，次数以100~500次为佳。

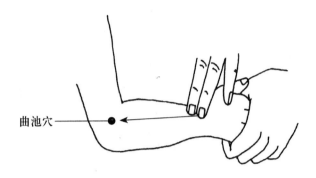

曲池穴

4. 推三关主治病症

（1）推三关可以治疗一切虚寒病症。孩子有气血虚弱、阳气不足、身体虚弱、食欲不振、吐泻等病情时，家长可以推三关。可与补脾经、运内八卦等手法联合运用。

（2）推三关还可以温阳、发汗，孩子有隐疹、感冒恶寒等疾病时，可以推三关。常与清肺经、掐揉二扇门等手法合用。

养好脾和肺，孩子一生好体质

揉外劳宫，驱除孩子体内的寒邪

寒邪侵体，容易损伤阳气，导致气血、经络运行不通。孩子被寒邪侵袭，除了可以推三关温补治疗，"揉外劳宫"也是一种很好的驱除寒气的小儿推拿手法。

1. 外劳宫的定位

外劳宫是经外奇穴，在手背上，正对掌心劳宫穴，位于中指和无名指的指骨中间，掌指关节后0.5寸，也就是第3、4掌骨交接处的凹陷处。

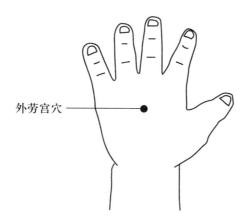

外劳宫穴

2. 揉外劳宫的功效

外劳宫穴性偏温，可用于一切寒证，揉外劳宫可以起到温阳散寒、升阳举陷、发汗解表的功效。孩子外感寒邪或脾胃虚寒时，家长都可以揉外劳宫来缓解。

3. 常用操作手法

针对孩子的外劳宫穴，家长可以采用揉法和掐法 2 种手法，其中揉法更为常用。

（1）揉外劳宫。运用揉法对外劳宫穴进行操作。操作时，家长可以用食指或者中指的指端或螺纹面用力，放在孩子的外劳宫穴处，轻柔、缓和的环转按揉 100~500 次。要稍有力度，用以带动皮下组织运动。

（2）掐外劳宫。除了揉外劳宫之外，还可以对外劳宫进行掐法的操作，家长可以用拇指指尖掐外劳宫 3~5 次即可，操作完之后可以运用揉法以减轻孩子的不适感。操作时要注意逐渐用力，切不可使用蛮力，以免损伤孩子皮肤。

4. 揉外劳宫主治病症

揉外劳宫可以治疗一切寒证，驱除孩子体内的寒邪，不论是外感寒邪，还是体内寒邪，无论是经脉之寒，还是脏腑之寒，都可以运用。这也就是说，如果孩子"着凉"，感受了寒邪，出现打喷嚏、流鼻涕、发热、恶寒、头痛等外感风寒的症状，或者是由于贪吃冷饮、凉食之后出现胃痛、肚子痛、腹泻、不消化、食欲不振等情况，都可以运用揉外劳宫解决。

运内八卦，调理肺的气机、祛痰化积

　　"人活一口气"，只有肺的气机通畅、脾运化功能畅通，人体才能保持平衡，处于健康的状态。如果气机不畅、脾胃功能紊乱，孩子则会体质差，易生病。孩子肺功能不好，家长可以试试调理气机、祛痰化积的推拿手法——运内八卦。

1. 内八卦的定位

　　内八卦和之前的各穴位有所不同，之前的小儿推拿穴位要么是一条直线，要么就是一个点。而内八卦不是一个点，而是一个圆形类似八卦一样的环形平面。掌心向上，以掌心内劳宫穴为中心，从掌心到中指根横纹处约2/3位置处作为半径，以此画一个圆，内八卦便是这样一个圆周。

　　内八卦有八个方位：乾、坎、艮、震、巽、离、坤、兑。圆周的正上方，

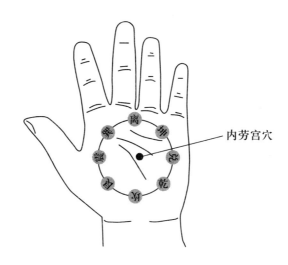

内劳宫穴

也就是靠近中指的位置为"离"，正下方靠近掌根处的位置为"坎"，在拇指侧离坎半圆的中点处为"震"，在小指侧半圆的中心为"兑"，坎和兑中间处为"乾"，兑和震之间为"艮"，震与离之间为"巽"，离和兑之间为"坤"。

2. 运内八卦的功效

内八卦是调理气机、调理肺脾两脏的要穴，可以宽胸理气、止咳化痰、消积导滞，还可以止吐止泻、清热发汗、平衡阴阳，在小儿推拿中是"消法"的代表穴位之一。《小儿按摩经》中有"运八卦，除胸肚膨闷，呕逆气吼意，饮食不进用之"的记载，很好地说明了运内八卦的功效。

3. 常用操作手法

运内八卦操作时根据运行方向不同，可分为顺运内八卦、逆运内八卦、分运内八卦3种操作方法。家长在给孩子操作时，主要用顺运内八卦和逆运八卦2种操作方法。

（1）顺运内八卦。操作时，将孩子的掌心向上，家长一只手固定住孩子除拇指外的4指，并按压住"离"卦的位置，另一只手的食指、中指加持住孩子拇指，用拇指的螺纹面，沿顺时针方向，从"乾"卦运至"兑"卦。如此操作100~500次或1~5分钟。

（2）逆运内八卦。操作时，将孩子的掌心向上，家长一只手固定住孩子

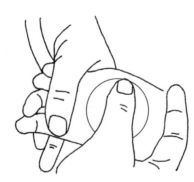

除拇指外的 4 指，并按压住"离"卦的位置，另一只手的食指、中指加持住孩子拇指，用拇指的螺纹面，沿逆时针方向，从"兑"卦运至"乾"卦。如此操作 100~500 次或 1~5 分钟。

需要注意的是，家长在给孩子运内八卦时，一定要按压住孩子"离"卦的位置，否则容易扰动孩子心火。而且最好选择孩子的左手进行操作，一般不对右手进行操作。

4．运内八卦主治病症

（1）顺运内八卦。顺运内八卦性比较平和，善于除胸膈满闷、宽胸理气，能行能散、主升，亦可以止咳化痰，亦能消积导滞、催吐，还能够散热解肌。当孩子出现胸闷、咳嗽、有痰、喘促、哮喘、乳食停积、腹胀、厌食等病症时，家长可以顺运内八卦治疗。

（2）逆运内八卦。逆运内八卦主降气，可以平和气机、降气平喘，多用于缓解孩子痰、喘、呕吐等症状。

推拿脾俞穴，健脾和胃、消食祛湿

孩子平素体质较差，湿热内蕴，导致脾胃不和、不思饮食，家长可以试试推拿脾俞穴。

中医学的基本特点，一个是整体观念，另一个是辨证论治。"有诸内，必行诸外"，人体内部有五脏六腑，在体外必然会有相对应的穴位。根据经络学说，五脏六腑之气输注于体外的腧穴则被称之为背俞穴。背俞穴位于背腰部，在足太阳膀胱经第一侧线上，与人体的五脏六腑一一对应，五脏之中脾对应脾俞穴，肺对应肺俞穴，心对应心俞穴，肝对应肝俞穴，肾对应肾俞穴。所以推拿孩子的脾俞穴能帮助孩子养护脾脏，改善体质。

1. 脾俞穴的定位

脾对应的则是脾俞穴，脾俞穴在背部，位于第 11 胸椎棘突下，旁开 1.5 寸处，左右各一。很多家长可能不知道如何确定第 11 胸椎棘突，介绍一个简便的取穴方法：肩胛骨下角平对的是第 8 胸椎棘突，家长可以先找到第 8 胸椎棘突，再向下查 3 个棘突，就是第 11 胸椎棘突，左右旁开 1.5 寸就是脾俞穴。

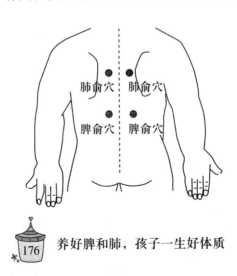

养好脾和肺，孩子一生好体质

2. 推拿脾俞穴的功效

揉脾俞穴具有调理脾气、健脾和胃、消食祛湿的功效，多用于治疗孩子脾胃虚弱、乳食内伤、消化不良、食欲不振等病症。同时，揉脾俞穴也是小儿推拿中常用的保健要穴，具有强身健体的功效，可以和捏脊、补脾经、揉足三里等推拿手法合用。

3. 常用操作手法

推拿脾俞穴一般运用揉法，家长可以用拇指的螺纹面用力，在孩子一侧或者双侧的脾俞穴上进行揉动，操作次数以 50~100 次为宜。注意力度要均匀柔和，带动皮下的组织。

4. 推拿脾俞穴主治病症

（1）推拿脾俞穴可以治疗腹胀、腹泻、呕吐、痢疾、便血等与脾胃肠腑相关的疾病。

（2）推拿脾俞穴还可以缓解肩背疼痛。

刺激肺俞穴，益气补肺、止咳化痰

肺对应肺俞穴，家长平时也可以帮孩子推拿肺俞穴，以达到清肺、养肺的效果。

1. 肺俞穴的定位

肺俞穴在背部，位于第 3 胸椎棘突下，脊柱旁开 1.5 寸处，左右各一。很多家长可能还是不能准确地找到穴位，介绍简便的取穴方法：第 3 胸椎棘突下水平对应肩胛冈的内侧端，后背部脊椎的中线和肩胛骨的内侧距离是 3 寸，它的一半就是 1.5 寸。

2. 刺激肺俞穴的功效

推拿肺俞穴具有止咳化痰、益气补肺、调理气机的作用。经常按揉肺俞穴可以补益肺气、固表，帮助孩子预防感冒等疾病。

3. 常用操作手法

刺激肺俞穴，主要有揉法、推法、擦法 3 种操作手法。

（1）揉肺俞。家长可以用双手的拇指或者一只手的食指、中指指端或螺纹面，分别放在孩子左右两侧的肺俞穴上，用揉法操作 50~100 次。

（2）推肺俞。家长用双手拇指的螺纹面从孩子两侧肩胛骨内侧缘从上至下推动 100~300 次。

（3）擦肺俞穴。家长用食指、中指、无名指这3指的指面用力，擦动孩子的肺俞穴至微微发热即可。

4.刺激肺俞穴主治病症

（1）刺激肺俞穴可以治疗肺气虚损，如果孩子因肺气虚损而导致较长时间的咳嗽、气喘、声音嘶哑、气短等病症时，家长可以刺激孩子的肺俞穴来治疗。

（2）因为肺主皮毛，所以如果孩子外感风寒也可以揉肺俞穴，能起到发汗解表、开腠理、祛邪气的作用。

分推肩胛骨，宣肺、止咳、平喘

"肺为娇脏"，孩子最易患呼吸系统疾病，也就是中医学所说的"肺病"，常见的感冒、咳嗽都属于这一范畴。如果孩子咳嗽不止，家长可以试试分推肩胛骨的推拿方法，帮助孩子宣肺、止咳、平喘。

1. 肩胛骨的定位

肩胛骨家长应该都比较熟悉，也被称为胛骨、琵琶骨。肩胛骨位于背部，在体表可以触及，呈倒置的三角形，有 2 个面、3 个角和 3 个缘。其中肩胛骨内侧缘位于脊柱的两侧，两个内侧缘呈"八"字形，这个位置就是分推肩胛骨操作的位置。

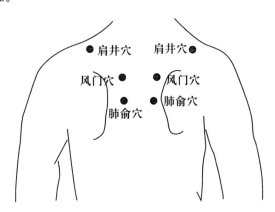

2. 分推肩胛骨的功效

分推肩胛骨有宣肺、止咳、平喘的作用，可以同时刺激到肩井穴、风门穴、肺俞穴三个穴位，起到"一箭三雕"的功效。刺激肺俞穴具有止咳化痰、益气补肺、调理肺气的作用；而肩井穴是"足少阳胆经"上的穴位，刺激肩井穴可以起到理气调血、发汗解表、行气通窍的功效，多用于治疗感冒、惊厥等疾病；风门穴则可以通络解表、平喘，可以治疗感冒、咳嗽、气喘、鼻塞等病症。

3.常用操作手法

分推肩胛骨就是沿着肩胛骨内侧缘进行分推法的操作，家长在操作时，用双手拇指的螺纹面从孩子肩胛骨的上缘肩井穴开始推，经过风门穴、肺俞穴这两个穴位，从上至下呈"八"字形操作 20~50 次。

需要注意的是，孩子患咳嗽等疾病时，通常肺俞穴、风门穴两穴位会不通，"不通则痛，通则不痛"，因此家长在给孩子分推肩胛骨时，孩子可能会有疼痛感，家长要注意操作力度，别轻易放弃。

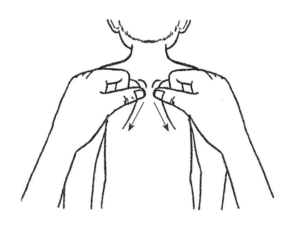

4.分推肩胛骨主治病症

分推肩胛骨是咳嗽的克星，可用于治疗一切以咳、喘为表现的病症，在治疗孩子各种类型的咳嗽，包括寒咳、热咳、支气管炎、肺炎、哮喘等病症时疗效显著。

掐少商、揉天容，清热泻火、清咽润喉

很多孩子有喜欢吃油炸食品、膨化食品的习惯，导致生病，表现出咽喉部的不适，用家长的话就是，"我家孩子一有病就爱往嗓子上攻"。

孩子是"纯阳"之体，"脏腑娇嫩，行气未充"，饮食不当的话，就很容易出现"食积内热"，导致火毒上犯而上行咽喉部，出现咽痛、干痒的感觉，甚至有的孩子总反复出现急性化脓性扁桃体炎、疱疹性咽峡炎等疾病。如果孩子平时嗓子痛，或者咽喉部不适，家长可以试试掐少商、揉天容的推拿方法，刺激穴位，帮孩子清热泻火、清咽润喉。

1. 少商穴、天容穴的定位

(1) 少商穴。少商穴是"手太阴肺经"上的一个穴位，在手上，位于手指拇指外侧端，距离拇指指甲约 0.1 寸的位置上。

(2) 天容穴。天容穴是"手太阳小肠经"的穴位之一，在颈部，位于颈部的外侧缘，下颌角的后方，耳垂的下方。

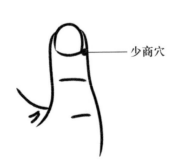
少商穴

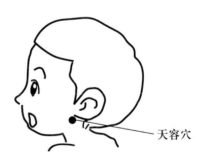
天容穴

2．掐少商、揉天容的功效

（1）少商穴是治疗咽喉部不适首选穴位，掐少商穴具有清热泻火、通窍散结的作用。

（2）揉天容穴可以起到清热泻火、清咽润喉的效果，治疗咽喉肿痛等疾病具有良效。

（3）掐少商与揉天容2个手法搭配使用，可以起到清热泻火、通窍散结、清咽利喉的功效，对咽喉部不适或相关病症的疾病具有神奇的功效。

3．常用操作手法

（1）掐少商。操作时，家长用拇指指尖掐孩子的少商穴3~5次即可。要注意逐渐用力，不可用力过猛，以免损伤孩子娇嫩的皮肤。操作时间不能过长，掐法之后可以适当加以揉法，以缓和掐法造成的疼痛感。

（2）揉天容。操作时，家长可以用双手的拇指、食指或中指的指端或螺纹面对天容穴进行环形运动的按揉，按揉时间以2~3分钟为宜。注意用力要轻柔、和缓，不可用力过重。另外，天容穴附近有颈部动脉、静脉等众多血管，还有颈动脉窦，因此选取穴位要准确，以免影响孩子的心率。

4．掐少商、揉天容主治病症

（1）掐少商。掐少商穴对治疗咽痛等病症具有良好的效果。因此，在孩子咽喉不适、咽部干痒、声音嘶哑时，可以掐少商穴。另外针刺少商穴放血，或者是掐少商穴，还可以治疗孩子高热、惊厥等疾病，具有解毒泻火的功效。

（2）揉天容。揉天容穴不仅可以配合掐少商穴治疗咽喉肿痛，经常按揉天容穴还可以治疗耳鸣耳聋、颈项强痛等病症。

按摩鼻部，抵挡邪气保护孩子的娇肺

鼻是呼吸系统最外面的部位，直接和外界相连，而且孩子的鼻腔比成年人更短小，鼻道更狭窄，因此感染之后容易导致鼻腔黏膜肿胀，引起流鼻涕、鼻腔堵塞、呼吸困难等症状。

肺为娇脏，肺叶比较娇嫩，不能够承受外界寒、热等邪气的侵犯。鼻子作为呼吸系统的"门卫"，鼻腔内部鼻前庭的皮肤有鼻毛的生长，鼻毛具有滤过尘埃、净化空气的作用。因此，鼻部对孩子的身体健康具有重要的作用。家长可以经常给孩子做鼻部按摩，让孩子鼻腔顺畅、呼吸通顺，保护肺脏不受外邪侵袭。

1. 鼻部穴位定位

鼻部定位自然不必细说，鼻部的穴位主要涉及迎香穴。迎香穴位于鼻翼旁，旁开 0.5 寸的位置。

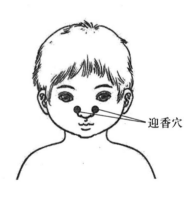

迎香穴

2. 按摩鼻部的功效

按摩鼻部具有发汗解表、宣发肺气、通利鼻窍的功效。同时，由于鼻部附近的血液较为丰富，按摩可以促进鼻部的血液循环，增加供给脑部的氧气及营养成分，因此可以起到清醒头脑的作用。

3. 常用操作手法

鼻部按摩有黄蜂入洞、揉迎香穴 2 种操作手法。

（1）黄蜂入洞。黄蜂入洞是小儿推拿中复式手法代表之一。复式手法是指用一种或多种手法在一个或几个穴位上进行推拿操作，并且按照一定程序进行的特殊方法，又被称为"大手术"。在进行黄蜂入洞操作时，可以让孩子仰卧在床上，或者取坐立位，家长一只手固定住孩子的头部，另一只手的食指、中指两个手指的指端放在孩子两个鼻孔的下缘，揉动50~100次。在操作时以腕关节活动为主，带动食、中两指运动，操作手法要均匀、持续，用力要轻柔、和缓，不可用力忽轻忽重。

（2）按揉迎香。按揉迎香穴的时候，家长可以把食指、中指分开，在孩子鼻翼两侧的迎香穴轻柔、和缓地按3~5次，揉20~30次。也可以对迎香穴采用擦法，以皮色潮红为度，或者采用推法，推抹20~30次。

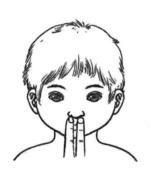
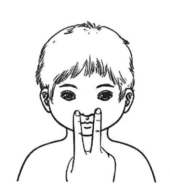

4. 按摩鼻部主治病症

（1）黄蜂入洞。黄蜂入洞是发汗的要穴，具有发汗解表、通窍宣肺的功效。黄蜂入洞主要用于治疗，一般不用于保健，在小儿推拿临床中常用于治疗外感风寒证，比如感冒引起的发热、恶寒、无汗等表现，也可以用于治疗急性鼻炎、慢性鼻炎、鼻窦炎等有流涕、鼻塞、呼吸困难等症状的疾病。

（2）按揉迎香穴。按揉迎香穴可以宣发肺气、通利鼻窍，多用于治疗感冒、慢性鼻炎或是其他疾病等引起的鼻塞、流涕、呼吸不畅等。

腹式呼吸法，增大肺活量，让孩子的肺更强健

呼吸运动主要是由呼吸系统参与完成的，呼吸系统由呼吸道和肺组成，其中，肺泡是气体交换的场所。所以加强呼吸运动，增大肺活量，可以帮助孩子改善肺功能，增强体质。

1. 什么是腹式呼吸

肺主气、司呼吸，呼吸运动一般可以分为胸式呼吸和腹式呼吸2种。胸式呼吸主要是以胸廓肋间外肌的运动为主的呼吸方法，腹式呼吸主要是以腹部、膈肌的运动为主的呼吸方式。

一般来说，婴幼儿和成年男性主要是以腹式呼吸为主，成年女性主要是以胸式呼吸为主的。孩子在不同时期，可以出现从腹式呼吸到胸腹式呼吸，再到腹式呼吸或胸式呼吸转变的过程，一直到7岁之后，呼吸方式逐渐接近成年人。

2. 腹式呼吸的优势作用

有效的呼吸运动可以呼出较多的浊气，吸入较多的清气，腹式呼吸较胸式呼吸具有的优点，主要表现在以下4个方面。

（1）增加肺活量，改善心肺功能。腹式呼吸可以吸入更多的氧气，增加肺活量，使胸廓有效扩张，更多的肺泡得以参与呼吸运动，同时可以改善心肺功能。

（2）降低肺部感染的概率，减少呼吸系统疾病的发生。

（3）安神益智。腹式呼吸可以吸入更多的氧气，供给人体各系统利用，

有效的改善生命活动。

（4）改善腹部器官的功能。腹腔内拥有较多的重要器官，比如脾、胃、大肠、胆、肝脏、小肠、胰腺等，腹式呼吸可以有效地拉伸腹部肌肉，从而对腹腔内的器官产生有利影响。

3. 腹式呼吸的方法

可能很多家长会问，如何对孩子进行腹式呼吸的锻炼？很多孩子并不会腹式呼吸，家长可以引领孩子有意识地进行锻炼。

（1）锻炼前。在锻炼之前，家长要协助孩子进行放松，可以取站、坐、卧等姿势，周边环境要安静，空气清新，有条件的话可以在室外公园、绿地、森林中进行锻炼。全身放松之后，可以把两个手放在腹部肚脐上，在吸气的时候尽量鼓起肚子，尽可能的吸入更多的气体，呼气的时候尽量收缩腹部，尽量呼出更多的气体。

（2）锻炼时。在锻炼的过程中，要注意呼吸要深长而平和、缓慢，吸气时用鼻慢慢吸入，呼气时可以用口尽可能的慢慢吐气。一呼一吸时间在15秒钟左右最好，深吸气（鼓肚子）3~5秒，然后屏住呼吸1秒，再慢慢地呼气（缩肚子）3~5秒，屏息1秒。如此循环，锻炼时间以孩子耐受为度，可以刚开始的时候做几次，随之锻炼时间慢慢延长。

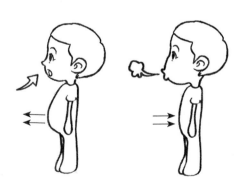

第六章
养好脾和肺，
孩子才能远离疾病困扰

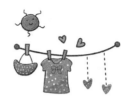

感冒，疏风解表、强肺卫

在日常生活中，不管大人还是孩子，最常见的疾病莫过于感冒了，而孩子比大人更容易感冒。其实，"感冒"是一个中医学术语，西医学称之为"急性上呼吸道感染"，根据不同的感染部位，又被分为急性鼻炎、急性咽炎、急性扁桃体炎等疾病。

1. 感冒的主要表现有哪些

小儿感冒是由于孩子的体质虚弱，抵抗外邪的能力不足，外界风、寒等邪气侵犯入体的一种肺系疾病，也就是呼吸系统疾病。说起感冒，大家首先想到的症状主要有发热、怕冷、鼻塞、打喷嚏、流鼻涕、咳嗽、乏力、浑身酸痛等。

中医学认为，感冒感受的外邪一般首先是风邪，因此有"伤风""伤风感冒"之称，也就是俗话说的"着凉了"。小儿时期五脏的特点是"心肝常有余，肺脾常不足，肾常虚"，因此很多孩子感冒的时候会夹痰、夹滞、夹惊，主要表现为剧烈咳嗽、多痰、食滞、不爱吃饭、胃痛、腹痛、肚子胀、呕吐、口臭、腹泻或便秘，甚至有的孩子伴随有惊吓、哭闹不止、晚上睡眠不踏实、抽搐等表现。

2. 为什么孩子更容易感冒

孩子的生理特点是"脏腑娇嫩，行气未充，生机蓬勃，发育迅速"。在《黄帝内经·灵枢》中有这样的记载："婴儿者，其肉脆、血少、气弱。"由此可见，小儿时期虽然各脏腑器官的生理功能均已在运转，但是尚未成熟和完善；赖以生存的物质基础、器官都已经形成，但是尚未充实和坚固。也就是说，孩子五脏的形态结构和各种生理功能都处于稚弱阶段，随着年龄的增长，其形态与功能才会不断充盛、完善和成熟。因此，小儿时期，孩子的五脏六腑的形和气都相对的不足，尤以肾、脾、肺三脏更为突出，而且"小儿生后肺气始用，娇嫩尤甚"，肺主气、司呼吸功能稚弱，表现为呼吸不匀、气息较急促，年龄越小呼吸频率越快，越容易感冒。

《幼科释谜·感冒》记载："感冒之原，由卫气虚，元府不闭，腠理常疏，虚邪贼风，卫阳受摅。" 说明小儿感冒的病因与卫气不足密切相关。那什么是卫气呢？气是构成人体、维持人体生命活动的最基本的物质，气来源于父母先天精气、饮食物中的营养物质、自然界的清气，通过肺、脾胃、肾等脏器生理功能综合而成。气分为元气、宗气、卫气。其中卫气的主要作用是护卫肌表、防御外邪入侵，温养脏腑、肌肉、皮毛，调节控制腠理的开合与汗液排泄。而孩子"行气未充"，决定了其卫气不足，再加上"肺常不足"，因此"肺卫"更为虚弱，极为容易感受外界邪气。

孩子感冒发生主要是感受风邪，此外，还常常兼杂寒邪、热邪、暑邪、湿邪、燥邪等邪气，在气候变化时，气温温差较大，或者在家长对孩子的调护不当时，外邪便乘虚而入，发为感冒。

如果感受时邪疫毒，也就是日常所说的流感病毒，也会诱发感冒。西医学认为急性上呼吸道感染发病90%以上都是由于病毒感染引起的，其中也有细菌感染、支原体感染而发病。由于孩子独特的免疫特点，以及维生素、微量元素的缺乏，如果护理不当、气候变化，容易引发急性上呼吸道感染。

3. 感冒分几种

感冒根据感受到的邪气不同，有不同的分类，感受风寒、感受风热、感受暑湿、感受时邪等，其表现和治疗都不同。因此，感冒的类型主要分为风寒感冒、风热感冒、暑邪感冒、时邪感冒四类。而根据夹杂的症状不同，又有感冒夹痰、感冒夹滞、感冒夹惊之分。

西医学根据主要感染的部位，可以把感冒分为急性鼻炎、急性咽炎、急性扁桃体炎等几种类型。

4. 孩子感冒了怎么办

治疗感冒主要是以疏风解表为主，西医治疗主要是抗感染、对症治疗。家长在发现孩子感冒初期，不要过于紧张，因为90%以上的感冒都是由于病毒感染引起的，所以一般不需要输液治疗。可以根据感冒的不同类型，试试以下方法，如果病情没有减轻，反复高热不退，甚至有热性惊厥的发生，则尽快带孩子去医院就诊。

（1）风寒感冒。如果孩子有发热、流清涕、怕冷、头痛、身痛、打喷嚏、咳嗽、口不渴、无咽部肿痛等症状，则有可能是风寒感冒。此时可以利用辛温解表发汗之法，选择艾灸大椎穴、风门穴、肺俞穴。也可以选用生姜、大枣、葱白，加入适量的冰糖煮水给孩子饮用，以便发汗。另外，选用揉风池穴、揉风府穴、揉一窝风、拿肩井等推拿手法对孩子进行按摩也可以起到较好的效果。

（2）风热感冒。如果孩子有发热较重、怕风、有汗或少汗、头痛、鼻塞、流浊涕、打喷嚏、咳嗽、痰稠色白或黄、咽红肿痛、口渴、舌质红等症状，则是风热感冒。可以给孩子选取小儿豉翘清热颗粒、小儿感冒颗粒、小儿感冒舒颗粒等药物，用量以说明书为准，或遵医嘱。或者采用小儿推拿手法，给孩子清肺经、清天河水、揉小天心。

（3）暑邪感冒。主要表现为发热、无汗或汗出不解、头晕、头痛、鼻塞、身重困倦、胸闷、口渴心烦、食欲不振、呕吐、泄泻、小便短黄。可以给孩子服用藿香正气丸（水）。

（4）时邪感冒。时邪感冒大致相当于西医学流行性感冒，简称"流感"，起病急，全身症状重，主要表现为高热、怕冷、无汗或汗出热不解、头痛、心烦、目赤咽红、肌肉酸痛、腹痛，或有恶心呕吐等。可以给孩子服用抗病毒口服液。

需要注意的是，以上方法仅供参考，当家长不能分清孩子是哪一种类型的感冒时，或者是孩子病情较重，应当尽快送到医院就诊。

5. 如何做好感冒的预防和调护

家长平时做好防护，可以有效预防孩子感冒的发生。

（1）平时家长要带领孩子加强体育锻炼，尽可能的多做户外运动，多晒太阳，增强体质。

（2）家长要合理喂养孩子，婴幼儿应按照顺序添加辅食，以保证孩子的营养需求。流感期间，让孩子多饮温开水，饮食清淡营养。

（3）孩子不知道根据气候变化增减衣物，家长要注意随气温变化给孩子适当增减衣服，尤其是气温骤变时更应重视。

（4）在冬、春季节感冒流行时，尽量少带孩子到公共场所活动，避免与上呼吸道感染患者接触。

（5）保持室内空气流通，在流感期间可以用食醋熏蒸房间进行空气消毒。具体方法是：每立方米空间用食醋10毫升，加水稀释2~3倍，倒入壶中加热，任其蒸干为止。

（6）流感期间，可以给孩子服用板蓝根冲剂，每次1/2~1包，1日2次，连服7日，或者用贯众15克，大青叶30克，煎水代茶饮用3日，能有效预防感冒的发生。

咳嗽，宣肺降气、养肺阴

咳嗽是日常生活中比较常见的呼吸系统疾病。在《黄帝内经·素问》中有"五脏六腑皆令人咳液，非独肺也"的记载，由此可见咳嗽的发生与五脏六腑等很多因素都有关系，很多疾病的发生都会表现出咳嗽症状。

中医学认为，咳嗽这两个字具有不同的含义，有声无痰为咳，有痰无声为嗽，有声有痰谓之咳嗽，因为两者经常同时并现，因此合称为咳嗽，咳嗽是以咳嗽为主证的肺系疾病。小儿咳嗽多由外感风寒之邪引起，病灶主要在肺。此外，外感疾病、内伤疾病、传染病都可兼见咳嗽症状。西医学中的气管炎、支气管炎属于咳嗽的范畴。一年四季任何时间段均可发生咳嗽，冬季、春季较为多见。咳嗽大多预后良好，其中有的可反复发作，迁延不愈，或病情加重，发展为肺炎或者其他疾病。

1. 孩子为什么会咳嗽

孩子咳嗽的原因有很多，可以分为外因、内因。外因主要是感受外邪，风邪、寒邪、暑邪、湿邪、燥邪、火邪均能引发咳嗽，在这六淫之中，咳嗽以感受风邪为主。《素问·风论》记载"风者，百病之长也。"风邪是六淫病邪的主要致病因素，寒、湿、暑、燥、火这五种邪气主要依附于风邪而侵犯人体，所以风邪为外邪致病的先导。比如风夹寒邪，风寒束肺，致使肺气宣发肃降功能失调，则会出现咳嗽频作、咽痒声重、痰白清稀等症状；如果风夹热邪致病，风热犯肺，导致肺失清肃，则会出现咳嗽不爽、痰黄黏稠等症状。咳嗽的内因主要在于"肺脾虚弱，痰自内生"。孩子因肺脏娇嫩，卫外不固，容易被外邪所侵，因此外感咳嗽更为多见。

西医学认为支气管炎的病因主要是感染，各种致病原引发的支气管黏膜发生感染，累及到气管而发生咳嗽。其中致病原主要有各种细菌、病毒、肺炎支原体，或者是混合感染。孩子的各项生理功能还未完善，免疫功能低下，因此非常容易被感染而出现咳嗽现象。

2. 咳嗽有什么分类

有些家长可能会有疑问："不就是一个咳嗽吗，怎么还有什么分类？"其实不然，咳嗽根据起病方式、病程长短及临床症状的不同，可以分为外感咳嗽、内伤咳嗽。外感咳嗽一般发病较急，病程短，伴有怕风、怕冷、发热、头痛、身痛、打喷嚏、流鼻涕、咽喉干痒等表证；内伤咳嗽则发病较缓，病程较长，兼有不同程度里证，比如可见喘促、腹泻、胸痛、多痰、胸闷等表现。

再具体一点划分，外感咳嗽根据感受风寒、风热不同，又可以分为风寒袭肺、风热犯肺等类型；内伤咳嗽则可以分为痰热壅肺、痰湿蕴肺、肺脾气虚、阴虚肺热等类型。

另外，西医学根据不同的病变部位，咳嗽大致可以分为气管炎、支气管炎等类型。

3. 孩子咳嗽怎么办

通过以上的分类，我们知道咳嗽可以分为很多类型，家长不能够一看到孩子咳嗽，就给孩子吃止咳药，有的家长甚至会给孩子吃强力镇咳药，这些都是不对的做法。中医讲究辨证论治，家长应根据孩子不同的咳嗽类型，对症下药，才能起到良好的效果。

（1）风寒袭肺。风寒袭肺主要表现为咳嗽频繁、咽痒、痰白清稀、鼻塞、流清涕、怕冷、发热头痛、全身酸痛、舌质淡红、舌苔薄白。多见于冬春寒冷季节，由风寒之邪袭肺所致。家长可以给孩子吃一些用于治疗风寒袭肺的中成药，如三拗片、小儿宣肺止咳颗粒等。也可以用清肺经、推三关、推攒竹、推坎宫、运内八卦、揉膻中、揉外劳宫、擦揉肺俞等小儿推拿手法帮孩子缓解症状。

（2）风热犯肺。风热犯肺主要表现为咳嗽不爽、痰黄黏稠、不易咯出、口渴、想喝凉水、咽喉肿痛、流浊涕、发热、恶风、头痛、微汗出、舌质红。适合孩子口服的中成药有蛇胆川贝散、急支糖浆、小儿咳喘灵口服液等药物。也可以选用退六腑、清肺经、揉膻中、运内八卦、揉太阳、开天门等小儿推拿手法帮孩子缓解症状。

（3）痰热壅肺。痰热壅肺主要表现为咳嗽痰多、色黄黏稠、咯吐不爽、咳剧气促、喉间痰鸣、发热、口渴、烦躁不安、小便色黄、尿少、大便干、舌质红、苔黄腻。家长可以给孩子选用的中成药有小儿清肺化痰口服液、羚羊清肺颗粒、孩子清肺丸等药物。

（4）痰湿蕴肺。痰湿蕴肺主要表现为咳嗽痰多、色白、痰较稀、胸闷、纳呆、神乏、嗜睡、虚胖、舌淡红、苔白腻。可给孩子选用的中成药有橘红痰咳液、鲜竹沥水、半夏露等药物。

（5）肺脾气虚。肺脾气虚表现为咳嗽无力、痰白清稀、面色少华、气短、懒言、说话声音低微、自汗、怕冷、食少、纳呆，平日里身体较为虚弱，容易感冒。可给孩子服用的药物有玉屏风散口服液（颗粒）、参苓白术丸等。

（6）阴虚肺热。阴虚肺热主要表现为干咳无痰或痰少而粘、痰不容易咯出、痰中带血、口渴咽干、喉痒声嘶、午后潮热或手足心热。可给孩子服用的中成药有罗汉果止咳糖浆、养阴清肺口服液等。

4. 如何做好咳嗽的预防、调护

孩子咳嗽最重要的还是预防，家长在日常护理中要多加注意。

（1）家长要带孩子经常到户外活动，加强体格锻炼，提高孩子的免疫力、抵抗力。

（2）饮食宜清淡、易消化、富含营养，饮食忌辛辣刺激、过甜或过咸。咳嗽时防止食物呛入气管引起窒息。

（3）注意孩子的个人卫生，养成孩子勤洗手的习惯，积极预防感冒。

（4）保持孩子居住环境空气新鲜、流通，最适宜的室内环境是室温20℃～24℃，相对湿度约60%。

（5）孩子出现咳嗽症状后要注意休息，并保持休息环境的安静。

（6）经常帮孩子轻拍背部，有助于排出痰液。

口疮，清热解毒、祛内火

口疮是一种较为常见的口腔疾病，即"口腔溃疡"，多见于2~4岁的孩子，预后较为良好，如果孩子体质较差的话，则会反复发作。

1. 孩子为什么会得口疮

我们日常生活中，一提到口疮、口腔溃疡，就会说"上火了"，上火是什么意思呢？在中医学中，"火"有很多种的意思，火是五行之一，"火曰炎上"，意思是说火具有温热、上升的特性，引申为具有温热、升腾作用的事物均属于火。孩子口疮的发生与"火"有密切的关系，发生的原因有外因及内因之分。

（1）外因。自然界有"六气"，即风、寒、暑、湿、燥、火六种不同的气候变化，如果"六气"化为邪气，使人体感染外邪而得病，就被称为"六淫"。火邪属于阳邪，其性炎上，容易影响到人体头面部等部位；火邪容易伤津液、耗伤气血，因此被火邪所伤的孩子常伴有口渴、喜欢喝冷饮、小便黄、大便干等症状；火邪容易生风、扰动血行；火邪容易导致痈肿疮疡，火热之邪气容易深入血分，腐蚀血肉而成痈肿疮疡，伴随有红肿热痛的症状。因此，孩子患口疮的外因主要在于外感"火邪"，如果孩子平时口腔不洁，或者家长护理不当，导致口腔黏膜破损，很容易使火邪乘虚而入。

（2）内因。孩子患口疮的内在因素主要有两方面：一是孩子饮食不节、进食过量，或者食用太多的肥甘辛辣煎炸之品，导致心脾积热，引发食积，食积化内火，导致火热上炎至口舌，从而引发口疮或鹅口疮；二是孩子身体素质较弱，阴液亏虚，或者是由于其他疾病，诸如急性感染、长期腹泻等造成体质虚弱，阴液亏耗，而致虚火上炎。

西医学认为，孩子口疮发生的原因有很多，和遗传、机体免疫、病毒或细菌感染、内分泌失调、微量元素缺乏、维生素缺乏、精神压力等诸多因素都有关系。

2. 口疮有哪几种类型

前面我们说到，口疮的发生与"上火"有一定的关系，但是"火"有实火、虚火之分，口疮的发生大部分属于实证，应该用祛火药。但是很多家长一看到孩子出现了口疮，不分虚实，就给孩子吃祛火药，甚至是泻火药，导致损害了孩子的脾胃，结果适得其反。

孩子上火，首先得分清实火、虚火，才能更加明确的选方用药，达到良好的效果，虚证应该以补虚为主，实证则以祛邪为主。一般来说，口疮起病急、病程短、口腔溃烂疼痛较重、局部有灼热感、口臭流涎，或伴发热、烦躁、哭闹拒食等症状者多为实火导致的口疮，治疗以清热解毒、泻心脾积热为主；起病慢、病程较长、口疮反复发作、口腔溃烂疼痛较轻，或伴低热、颧红盗汗、神疲乏力、面色苍白、食欲不振、大便不成形等症状者多为虚火导致的口疮，治疗要滋阴降火、引火归原。

根据火的虚、实以及内因、外因，口疮可以分为风热乘脾、心火上炎、脾胃积热、虚火上炎等证型。

3. 孩子患口疮怎么办

孩子患口疮，家长重在辨证施治，不可盲目用药。要根据不同的口疮类型，对症用药。

（1）风热乘脾。风热乘脾导致的口疮，溃疡处较多，多分布于口颊、口角、上颚、齿龈、口唇等处，可能是先形成疱疹，之后疱疹破溃形成溃疡。溃疡的周围红肿热痛，孩子可表现出流口水、疼痛拒食、烦躁多啼、口臭、大便干燥、小便短黄，伴有发热怕风或咽红肿痛。可以给孩子服用瓜霜退热灵胶囊、双黄连口服液等药物。

（2）心火上炎。心火上炎导致的口疮，以舌尖溃疡为主，疼痛较重，孩子表现出心烦、哭闹、面红、唇红、口干、喜欢喝冷水、进食困难、小便黄、舌尖红等症状。可以给孩子服用小儿化毒散、牛黄解毒片、导赤散等药物。

（3）脾胃积热。脾胃积热导致的口疮，发病前多有饮食不慎损伤脾胃的病史，起病较急。溃疡以唇角、颊内、上颚、齿龈等部位为主，疼痛重，常伴有口臭、流口水、大便干等症状。可以给孩子服用黄栀花口服液。

（4）虚火上炎。虚火上炎导致的口疮，溃疡处周围色微红或者不红，疼痛感不是特别强烈，溃疡时间较长，反复发作或迁延不愈，常有神疲乏力、双颧部微红、手足心热、不渴或者微微口渴等症状。可以给孩子服用知柏地黄丸、六味地黄丸等药物。

4．如何做好口疮的预防和调护

（1）确保孩子饮食有节，饥饱适宜，勿暴饮暴食，不偏食。

（2）注意孩子的饮食卫生，保证食物的新鲜，多吃新鲜蔬菜、水果，避免过食辛辣煎炸之品。

（3）注意孩子口腔的清洁，晨起、饭后、睡前要漱口，清除食物碎屑和口腔污物，保持口腔的清洁。平时可以选用金银花、野菊花、生甘草煎汤漱口，起到预防作用。

（4）注意孩子的身心健康，经常锻炼身体，增强体质，防止外邪入侵脏腑。

（5）不要给孩子过多的精神压力，避免孩子由于紧张而"上火"。

积食，消食导滞、补脾虚

很多家长，特别是老人，总是害怕孩子吃不饱，即使孩子不饿也要喂，孩子吃饱了还继续喂个不停，觉得孩子吃饭就是万事大吉了。事实上，中医学认为，"四时欲得小儿安，常要三分饥与寒"，家长在养育孩子时要节制孩子的饮食，顺应天气寒冷温热的变化增减衣服。孩子吃得过饱并不好，会妨碍脾胃的运化功能，从而导致积食。

1. 积食的主要表现有哪些

积食，在中医学中被称为"积滞"，相当于西医学中的"小儿消化功能紊乱"或"功能性消化不良"，是小儿内伤乳食，停聚中焦，积而不化，气滞不行所形成的一种胃肠疾病，以不思乳食、食而不化、腹部胀满、嗳腐、吞酸、大便不调为主要表现。

2. 为什么孩子更容易积食

中医学认为，孩子禀赋不足，脾胃素体虚弱，生理特点是"脏腑娇嫩、形气未充、生机蓬勃、发育迅速"，五脏的特点是"心肝常有余，肺脾常不足，肾常虚"。脾主运化，主运化水谷精微，运行于全身。

也就是说，孩子各个器官的形态和生理功能都是不成熟、不完善的，而且脾脏的不足更为突出，如果再加上后天失养，家长只顾一味地喂养，而孩子又不知饥饱，就很容易使脾胃受损，受纳运化的功能降低，气机升降失调，从而导致宿食停聚，积而不化，形成积滞。正如《证治准绳·幼科·宿食》所说："小儿宿食不消者，胃纳水谷而脾化之，儿幼不知撙节，胃之所纳，脾气不足以胜之，故不消也。"

孩子"脾常不足"，乳食不知自节，脾胃最容易因为乳食不当而受损。乳和食是有区别的，孩子脾胃伤于乳，是指婴幼儿因为家长哺乳不当，过于频繁喂奶、喂奶过量，或者奶的温度不合适，导致脾胃负担加重，难以消化，形成积食；孩子脾胃伤于食，是指孩子饮食不合理，偏食、挑食、暴饮暴食，或者过食肥甘厚味、煎炸食品，贪食生冷、坚硬难化之物，导致脾胃功能受损，形成积食。因此，家长应根据孩子的年龄不同进行相应的饮食调整。

西医学则认为，孩子积食多属于消化不良、消化功能紊乱，不仅反映消化道的功能性或器质性疾病，且常出现在其他系统的疾病时，尤其多见于中枢神经系统疾病或精神障碍及多种感染性疾病时。

3. 积食是实证还是虚证

积食的病变部位主要在脾胃，应该属于实证，但是，如果孩子素体脾气虚弱，就会出现虚实夹杂的情况，而积滞内停，积食进一步发展又会演变出寒积或化热的可能。因此，积食要先根据病史、伴随症状以及病程长短，辨别其虚、实、寒、热。

一般来说，孩子最开始出现的积食是实证，积食时间长了会导致脾的腐熟运化功能下降，就会出现虚证，虚实夹杂，或实多虚少，或实少虚多。

如果孩子素体阴虚，喜欢吃肥甘、辛辣之品，从而导致食欲不振、脘腹胀满或疼痛，遇热症状加剧，遇凉症状减轻，伴随有口气臭秽、呕吐酸腐、面赤唇红、烦躁易怒、大便秘结臭秽、手足心热等表现，说明演变成了热证；如果孩子素体阳虚，喜欢吃生食冷饮，或者过量服用寒凉药物，从而导致脘腹胀满、喜温喜按、面白唇淡、四肢发凉、食入而吐、大便溏稀、小便清长等症状，说明演变成了寒证。

根据虚、实、寒、热不同，孩子积食可分为乳食内积、食积化热、脾虚夹积几种类型。

4. 孩子积食怎么办

当家长发现孩子出现积食，不愿吃饭时，仍然一味地拼命给孩子喂食，会导致孩子积食加重，长此以往，迁延失治，进一步损伤脾胃，导致气血化源不足，营养及生长发育障碍，转化为"疳证"，所以有"积为疳之母，无积不成疳"之说。如果家长及时发现孩子积食，并及时调整喂养方式，让孩子的脾胃"歇一歇"，孩子的脾胃功能还是可以得到恢复的，因为孩子有"脏气清灵，易趋康复"的生理病理特点。

孩子积食的治疗以消食导滞为主，佐以补脾虚，正如《幼幼集成·食积证治》所言："夫饮食之积必用消导，消者散其积也，导者行其气也。"家长可以根据孩子积食的类型辨证施治。

（1）乳食内积。如果孩子厌食、不思饮食，吃进的食物容易吐出来，呕吐物为食物残渣和未消化的食物，口中有异味，打嗝时会有酸臭味，肚子胀满甚至疼痛，不喜欢让家长揉按肚子，大便臭、小便黄时，孩子很有可能是乳食内积。此时主要治疗原则为"消乳化食"，可以给孩子吃点山楂、萝卜籽等消食之品，也可以给孩子服用小儿健胃消食片等健胃消食药物。

（2）食积化热。如果孩子出现了不思饮食、口干、腹部胀满、手脚心热、容易哭闹、睡不安稳、大便干结或者臭秽等症状，那就是食积化热。这种情况可以给孩子适当服用清热化滞颗粒等药物，用量以说明书为准，或遵医嘱。也可以选用刮痧治疗，对孩子的前颈、胸部、背部进行刮痧。操作前首先在刮痧部位涂抹刮痧油，刮拭5~10分钟，以操作部位发红出痧为宜，需要注意的是，刮痧适仅用于3岁以上并且体质壮实的孩子，如果孩子患有皮肤疾病不可以采用刮痧疗法。

（3）脾虚夹积。脾虚夹积的孩子主要表现为面色黄、体型偏瘦、不思饮食、神疲肢倦、少食则饱、腹部胀满、喜揉喜按、大便稀并夹有乳片或不消化食物残渣。这种情况可以采用补脾经、揉按足三里、运内八卦、摩腹、清补大肠经等小儿推拿手法治疗。

5．如何做好积食的预防和调护

（1）及时帮孩子调整饮食习惯，选择富含营养，容易消化的食物，不可过食肥甘厚腻之品、生冷瓜果、零食等不容易消化的食物。进餐应有规律，可以少吃多餐，不能让孩子暴饮暴食。

（2）母乳喂养的孩子应按时按量合理喂养，有积食的孩子先减少乳食的量，积食消除后，再慢慢恢复到正常量。人工喂养的孩子，应把奶粉与水的比例进行调整，让奶粉更稀一些。

（3）家长要随机应变，根据孩子的实际情况处理问题，如果孩子积食出现呕吐，2个小时内应该暂停进食，减轻胃肠道压力，可以给孩子喝一些生姜汁或用生姜片加少许糖水服用，起到温胃止呕的作用。

厌食，开胃和胃、健脾气

随着人们生活水平的提高，越来越多家长开始注重孩子饮食的营养，给孩子做各式各样的菜肴，可有的孩子还是没有胃口，不爱吃饭，出现厌食的情况，让家长烦恼不已。

1. 厌食的主要表现有哪些

厌食是孩子最常见的脾胃疾病，顾名思义，厌食的典型症状就是食欲减退、食量减少。厌食可发生于任何季节，但夏季暑湿当令之时，症状会加重。本病主要由脾失健运、胃纳失职导致，一般来说，厌食的孩子除了有食欲降低、食量减少的症状以外，还有可能会有体重减轻、体质减弱、免疫力低下等表现。

2. 为什么孩子更容易厌食

脾与胃，统称"仓廪之官"，同居中焦，脏腑相合，表里相连。胃主腐熟水谷，脾主运化精微。脾胃共同负责食物的受纳，水湿精微的运化，用以化生气血、营养全身。脾胃调和，则口能知五谷精微饮食之味道，正如《灵枢·脉度》所说："脾气通于口，脾和则口能知五味矣。"但是，孩子先天"脾常不足"，稍不注意就会出现脾虚，进而累及到胃，导致孩子胃口不好，不思饮食。也就是说，孩子先天禀赋不足的条件决定了孩子更容易出现厌食的情况。

很多家长错误的喂养方式也是导致孩子脾胃受损，引起厌食的原因。《素问·痹论》说："饮食自倍，肠胃乃伤。"由于孩子不能很好地控制饮食量，如果家长一味地给孩子喂食高营养、高蛋白的食物，或者食用过多的肥甘厚腻、油炸食物，则孩子的脾胃不能耐受，肠道无法承受负荷，从而导致肠胃受损，出现厌食。还有些家长过于溺爱孩子，孩子想吃什么就喂什么，投其所好，殊不知，恣意偏食膨化零食、冰糕饮料冷食等均可损伤脾胃，导致脾胃不和，纳化失健，从而引起厌食。

西医学认为小儿厌食症是一种症状，并非一种独立的疾病。病症上属于消化功能紊乱，小儿时期常见，少数患厌食症的孩子不排除存在精神因素影响，即神经性厌食。中医学认为，"小儿肝常有余"，如果孩子的肝脏失于调护，或者受到惊吓或打骂，或者遇到不顺心的事情，都有可能导致情志抑郁，肝失调达，气机不畅，肝木乘脾土，乘脾犯胃，形成厌食。因此，心绪不佳也会影响孩子的食欲。

总结来说，孩子厌食多由喂养方式不当、他病伤脾脏、先天禀赋不足、情志失调引起的。根据具体病因可以分为脾失健运、脾胃气虚、脾胃阴虚、肝脾不和四种类型。

3. 孩子不思饮食怎么办

治疗厌食以开胃和胃、健脾理气为主，家长在发现孩子厌食初期，千万别错过了最佳的治疗时间，要及时针对病因对症治疗。

（1）脾失健运。如果孩子有食欲减退、不思饮食、厌恶进食、食入乏味、食量减少，或有打嗝、大便不调等症状，有可能是脾失健运导致的厌食。这种情况的治疗原则是"调和脾胃、运脾开胃"，家长可以运用清胃经、运内八卦、掐揉掌横纹、摩腹、揉足三里等小儿推拿手法给孩子补脾土、健脾气。

（2）脾胃气虚。如果孩子出现不思饮食、食而不化、大便偏稀夹有不消化食物、面色无华、形体偏瘦、肢倦无力等症状时，则是脾胃气虚导致的厌食。可以给孩子口服健胃消食口服液，用量以说明书为准，或遵医嘱。也可以选用捏脊的小儿推拿手法给孩子治疗，在孩子的背部督脉进行捏脊，捏6遍，每天 1 次，可以很好地改善孩子的脾虚症状。

（3）脾胃阴虚。脾胃阴虚厌食的孩子主要表现为不思饮食、食少饮水多、大便偏干、小便短黄、手足心热、舌红少津、苔少或花剥、脉细数。家长可以采用揉板门、补胃经、运内八卦、分手阴阳、揉二马、揉中脘等小儿推拿手法振奋孩了的脾阳。

（4）肝脾不和。肝脾不和厌食的孩子主要表现为厌恶进食、叹气频繁、胸胁痞满、性情急躁、面色少华、神疲肢倦、大便不调等症状。孩子情绪不好，家长要及时帮孩子调整，可以带孩子去户外空气清新的地方游玩，投其所好，给孩子讲讲他喜欢的故事，多多陪伴，也可以给孩子口服逍遥颗粒，用量以说明书为准，或遵医嘱。

4. 如何做好厌食的预防和调护

（1）家长要合理喂养孩子，养成孩子良好的饮食习惯，不偏食、挑食，不强迫进食，饮食定时适量，荤素搭配，以保证孩子的营养需求，预防孩子出现厌食。

（2）孩子出现轻度厌食时，可以给孩子吃一些山楂，以健胃消食，尽量不吃肥甘厚味、生冷坚硬等不易消化的食物。

（3）孩子表现出厌食后，家长要注意孩子的饮食搭配，给孩子的食物应该是易消化的，让孩子多喝一些温开水，以固护脾胃。

（4）观察孩子情志变化，如果孩子觉得不顺心，易哭闹，可以早晚按摩太冲穴，起到平肝气、舒郁结的作用。

（5）随时注意观察孩子的病情变化，并及时就诊，以免耽误病情。

腹泻，健脾除湿、清内热

日常生活中，孩子最常见的脾系疾病可能就是"闹肚子""拉肚子"了，有的也称为"拉稀"，也就是"腹泻"。

其实，腹泻是一个西医学术语，小儿腹泻在中医学中被称为"小儿泄泻"，是我国婴幼儿最常见的疾病之一，在2岁以下的孩子中发病率较高。腹泻春、夏、秋、冬一年四季均可发生，其中夏、秋季节发病率更高，而且不同季节发生的腹泻证候表现会有所不同。

1. 腹泻的主要表现有哪些

腹泻的典型表现是大便次数增多和性状改变。小儿腹泻表现为大便次数增多，每天达3~10次，呈黄色水样或蛋花样，含有少量黏液，常伴有食欲不振，偶有溢乳或呕吐。一般在数日内痊愈，但是如果家长护理不当，腹泻容易迁延，继发其他疾病，孩子会表现出四肢乏力、脸色苍白、食欲低下等症状。

如果孩子腹泻较重的话，表现为大便频繁，每天大便次数可达十至数十次，呈黄色水样或蛋花样，含有少量黏液，甚至可能有少量血便，常伴有食欲不振、呕吐，以及较明显的脱水、电解质紊乱和全身中毒症状。

2. 为什么孩子更容易腹泻

中医学认为，腹泻的主要病变在脾胃，因为胃主受纳及腐熟水谷，脾主运化水谷精微，如果孩子的脾胃受损，那么饮食入胃之后，水谷不化，精微不布，就会导致清浊不分，合污而下，从而造成腹泻。正如《幼幼集成·泄泻证治》所说："夫泄泻之本，无不由于脾胃。盖胃为水谷之海，而脾主运化，使脾健胃和，则水谷腐化而为气血以行荣卫。若饮食失节，寒温不调，以致脾胃受伤，则水反为湿，谷反为滞，精华之气不能输化，乃致合污下降，而泄泻作矣。"

孩子的生理特点是"脾常不足"，在《黄帝内经·灵枢》中有这样的记载，"婴儿者，其肉脆、血少、气弱。"孩子的脾胃本来就很虚弱，"饮食自倍，肠胃乃伤"，如果家长护理不当，孩子的饮食不科学，或者感受外邪侵袭，很容易导致脾虚泄泻。而且孩子腹泻之后比成年人更容易损阴伤阳，腹泻严重的孩子易出现气阴两伤，导致脾虚加重，形成恶性循环，使腹泻更为严重，并且有可能发展为慢惊风、疳证等其他严重的病症。

3. 腹泻分几种

孩子腹泻发生的原因，有外因和内因之分。外因是指由于孩子外感湿淫之邪，或兼风、寒、暑、热等邪，从而导致腹泻；内因是指由于饮食不当内伤脾胃，或者孩子先天禀赋不足、脾胃虚弱，导致腹泻。

根据病因，腹泻的分类主要有湿热泻、风寒泻、伤食泻、脾虚泻、脾肾阳虚泻五类，如不加以治疗会引起变证，导致气阴两伤和阴竭阳脱，应及时治疗。

4. 孩子腹泻怎么办

孩子腹泻的治疗以健脾除湿为主，由于以湿热多见，所以当佐以清利湿热。有的家长不注意孩子的大便问题，以为大便稀没关系，殊不知，腹泻严重可导致脱水，发展为其他疾病。所以，家长要提高重视，及时发现孩子腹泻问题，并根据腹泻类型，对症治疗。

（1）湿热泻。如果孩子有大便水样，或如蛋花水样便，泻下较急，量多次数多，气味臭秽难闻，并伴有恶心、口渴、发热、烦躁、小便短黄等症状，则有可能是湿热泻。这种情况下，家长应采用"清肠解热、化湿止泻"的治疗原则。可以给孩子口服葛根芩连微丸，用法用量以说明书为准，或遵医嘱。也可以采用清补脾经、清大肠、清小肠、退六腑、揉小天心等小儿推拿手法进行治疗。

（2）风寒泻。如果孩子大便清稀，夹有泡沫，臭气不甚，伴有腹痛、恶寒发热、鼻流清涕、咳嗽、舌质淡、苔薄白、脉浮紧等风寒症状，则是风寒泻。家长可以给孩子口服藿香正气散，用法用量以说明书为准，或遵医嘱。也可以采取揉外劳宫、推三关、摩腹、揉脐、揉龟尾等小儿推拿手法对孩子进行治疗。

（3）伤食泻。伤食泻的孩子主要表现为大便溏稀，夹有不消化食物，气味酸臭，伴有腹部胀满、便前腹痛、泻后痛减、腹痛拒按、打嗝有酸臭味等症状。家长可以给孩子服用保和丸，用法用量以说明书为准，或遵医嘱。也可以采用推板门、清大肠、补脾经、摩腹、逆运内八卦、点揉天突穴等小儿推拿手法进行治疗。

（4）脾虚泻。脾虚泻的孩子主要表现为大便溏稀，色淡不臭，多于饭后腹泻，时轻时重，常伴有面色萎黄、形体消瘦、神疲倦怠等症状。家长可以采用推三关、补脾经、补大肠、摩腹、推上七节骨、捏脊等小儿推拿手法进行治疗。

（5）脾肾阳虚泻。脾肾阳虚泻的孩子主要表现为久泻不止，大便清稀，澄澈清冷，完谷不化，或见脱肛，可伴随形寒肢冷、面色苍白、精神萎靡、睡时眼睛闭合不严等症状。家长可以给孩子服用附子理中汤或者四神丸加减，用法用量谨遵医嘱。

5．如何做好腹泻的预防和调护

（1）家长要做到对孩子合理喂养，规律饮食，不暴饮暴食，并保证孩子的营养需求。

（2）注意孩子的个人卫生，饭前、便后要洗手，餐具要卫生。

（3）尽量少带孩子到人多的公共场所活动，尤其注意避免与患有轮状病毒的患者接触。

（4）给有腹泻症状的孩子吃易消化的食物，忌食油腻、生冷及不易消化的食物，多饮温开水。

（5）适当控制饮食，减轻孩子的脾胃负担，吐泻严重、伤食泄泻的孩子要暂时禁食，之后随着病情好转，再逐渐增加饮食量。

便秘，润肠通便、健脾胃 ❧

由于生活条件的改善，饮食结构也有所改变，食物由之前的粗纤维食物向精细化食物转变，也有的孩子喜欢吃肥甘厚味、煎炸食物、零食、甜点等热量较高的食品。因此，有很多孩子都会出现便秘或者是大便干燥，家长也甚为苦恼。

便秘是指排便次数明显减少，大便干燥、坚硬，秘结不通，排便时间间隔较久，超过 2 天，无规律，或者虽有便意但排不出大便的情况。便秘是孩子在小儿时期常见的疾病，一年四季均可发生，在 2~14 岁的孩子中发病率较高，并呈逐步上升趋势。

1. 便秘的主要表现有哪些

孩子便秘的表现首先是排便异常，主要表现为排便次数减少、排便困难、污便等，其中排便次数减少是孩子便秘的最常见表现。由于排便次数少，粪便在肠内停留时间长，水分被充分吸收后变得干硬，排出困难，可能会出现肛裂。污便是指便秘严重的孩子由于大便在局部嵌塞，可在干粪的周围不自觉地流出肠分泌液，类似于大便失禁。

另外，便秘的孩子还常常出现腹痛、腹胀、食欲不振、呕吐等胃肠道症状。腹痛部位一般在左下腹和脐周，热敷或排便后症状可缓解。长期便秘的孩子还有可能会继发痔疮、直肠脱垂等疾病。

2. 为什么孩子更容易便秘

中医学认为，便秘主要是由于大肠传导功能失常导致的。大肠主津液和传导糟粕，饮食由口入胃，经过脾胃腐熟运化，水谷精气游溢于全身，水谷精微由胃、小肠、大肠吸收，浊气糟粕不断下行，最后在大肠形成粪便，由肛门排出休外。

如果脾胃升降功能失常，大肠传导功能必然会失职，不能顺利降浊，从而导致便秘。肝主疏泄，与脾胃之气关系密切，肝气失于调达则胃失和降；肾司二便，肾气失煦则脾胃升降无力，浊气难以下降。也就是说，便秘和脾、肝、肾脏三脏关系密切，如果脾、肝、肾三脏功能受损，就会导致大肠传导功能失常而造成便秘。然而，孩子"脏腑娇嫩，形气未充"，五脏六腑的形和气都相对不足，尤以肾、脾、肺三脏更为突出，稍不注意就会有所损伤。因此孩子更加容易出现便秘的情况。

3. 便秘病因分几种

中医学认为，便秘主要是由饮食、情志、热病伤津及正虚等因素引起的，比如感邪的不同，其表现和治疗都不同。便秘的致病因素主要有乳食积滞、邪热伤津、气机郁滞、气血亏虚四类，而根据病因的不同，病症又可分为乳食积滞、燥热内结、气机郁滞、气虚不运、血虚肠燥等证型。

西医学认为，小儿便秘包括器质性便秘和功能性便秘两大类。器质性便秘是指疾病导致的便秘，功能性便秘则是指结肠、直肠未发现明显器质病变而以功能性改变为特征的排便障碍。

4. 孩子便秘怎么办

治疗孩子便秘以润肠通便为主，佐以健脾和胃，家长在发现孩子出现大便干等症状时，应引起重视，尽早针对病因对症治疗。

（1）乳食积滞。孩子脾常不足，乳食不知自节，如果饮食喂养不当，乳食积滞，容易损伤脾胃；积滞化热，则会耗伤津液；水津不足，则会导致肠道失润引起便秘。如果孩子有大便干结、腹部胀痛、不思饮食、手脚心热、小便色黄量少、恶心呕吐以及口臭等症状，则有可能是乳食积滞导致的便秘。这种情况下，治疗原则是"消积导滞、清热和中"，可以给孩子服用保和丸，用法用量以说明书为准，或遵医嘱。也可以运用清胃经、揉板门、拿肚角、推下七节骨、运内八卦、分腹阴阳等小儿推拿手法治疗。

（2）燥热内结。喜欢吃辛辣、油炸之品，或过用辛香温燥、甘温补益之剂的孩子易使燥热内结。如果孩子出现大便干结、排便困难，甚至便秘不通，或如羊屎状，并伴有腹胀不适、面赤身热、小便短黄、口干口臭、口舌生疮、舌质红、苔黄燥、脉数有力、指纹色紫等症状，则是燥热内结导致便秘的表现。家长可以给孩子服用麻仁丸，用量以说明书为准，或遵医嘱。也可以采用刮痧法给孩子治疗，对孩子的前颈、胸部、背部进行刮痧，刮痧时先涂抹刮痧油，然后刮拭5~10分钟，以操作部位发红出痧为宜，适用于3岁以上体质壮实的孩子，当孩子患有皮肤疾病时不可以刮痧。运用清大肠、按揉膊阳池、摩腹、退六腑、清脾经等小儿推拿手法也可以起到显著效果。

（3）气机郁滞。气机郁滞导致的便秘一般发生在年龄较大的孩子身上，主要表现为大便秘结，想便不得便，伴随有腹胀疼痛、胸胁痞满、打嗝频作、舌质红、苔薄白、脉弦等症状。家长可以给孩子服用木香槟榔丸，用量以说明书为准，或遵医嘱。注意调节孩子的心情，多陪孩子说说话，讲故事，不要给孩子太大的压力，不要在吃饭时训斥孩子。

（4）气虚不运。气虚不运导致的便秘主要表现为有时有便意，大便干结不明显，但排便困难，并伴随汗出气短、便后疲乏、神疲气怯、面色黄白等气虚症状。可以给孩子服用补中益气口服液，用量以说明书为准，或遵医嘱。也可以适当用黄芪给孩子泡水喝。

（5）血虚肠燥。如果孩子的大便干燥，艰涩难下，并有面白无华、唇甲色淡、头晕心悸等症状，多是血虚肠燥导致的便秘。可以给孩子服用通便灵，用量以说明书为准，或遵医嘱。

5．如何做好便秘的预防和调护

（1）平时家长要带孩子加强体育锻炼，尽可能的多做户外活动，多晒太阳，增强体质。

（2）家长要合理喂养孩子，规律饮食，以保证孩子的营养需求。

（3）多进食蔬菜，尤其是粗纤维类的蔬菜。适量饮水。

（4）适当进食具有通便作用的水果，如香蕉、梨、猕猴桃、火龙果等。

（5）养成定时排便的习惯，必要时要对孩子进行排便训练。

（6）如果孩子便秘严重，家长可以用开塞露塞肛进行临时治疗。

（7）注意观察孩子的病情变化，及时就诊，以免耽误病情。